がん検診は、線虫のしごと

精度は9割「生物診断」が命を救う

広津崇亮

光文社新書

はじめに

20年の研究で随一の、きれいな結果が出た

２０１３年７月。

私は大学の研究室で、来る日も来る日も実験を行ない、小さな白い生物がシャーレの中央から端へと動いていく様子を見つめていました。

小さな白い生物の正体は、「*C. elegans*（シー・エレガンス）」という名前の線虫。

体長わずか１ミリ。目がないかわりに、鋭敏な嗅覚を持つこの線虫が、がん患者の尿には近寄っていき、健常者の尿からは遠ざかる――がんの匂いを嗅《か》ぎ分けることができる――と

いうことを、証明しようとしていたのです。

シャーレの端に、がん患者の尿を1滴垂らし、中央に数十匹の線虫を置くと、30分ほどで線虫は尿の周りに集まります。

逆に、健常者の尿を垂らすと、線虫は尿を避けるようにして離れていきます。

幾度となく同様の実験を繰り返しましたが、ほぼ例外なく、線虫はがん患者の尿には近寄り、健常者の尿からは遠ざかるという結果が得られました（がんの種類、患者の性別、糖尿病などの病気の有無や、妊娠の有無には影響を受けないようでした）。

これはあとでわかったことですが、驚いたことに、採尿時にはがんが判明しておらず、その後がんを発症した人の尿にも、線虫は引き寄せられていました。検査ではまだがんがあるとわからない、ごく初期のがんの匂いでも、線虫は嗅ぎ分けられるという可能性が示唆された瞬間でした。

それまで約20年間にわたって線虫の研究を行なってきましたが、これほどの結果を目の当たりにしたことはありませんでした。がんの有無を、これほどまでに高精度に嗅ぎ分けるとは――。私は興奮し、そして確信したのです。「線虫が世界を変える」と。

【がん患者の尿の場合】

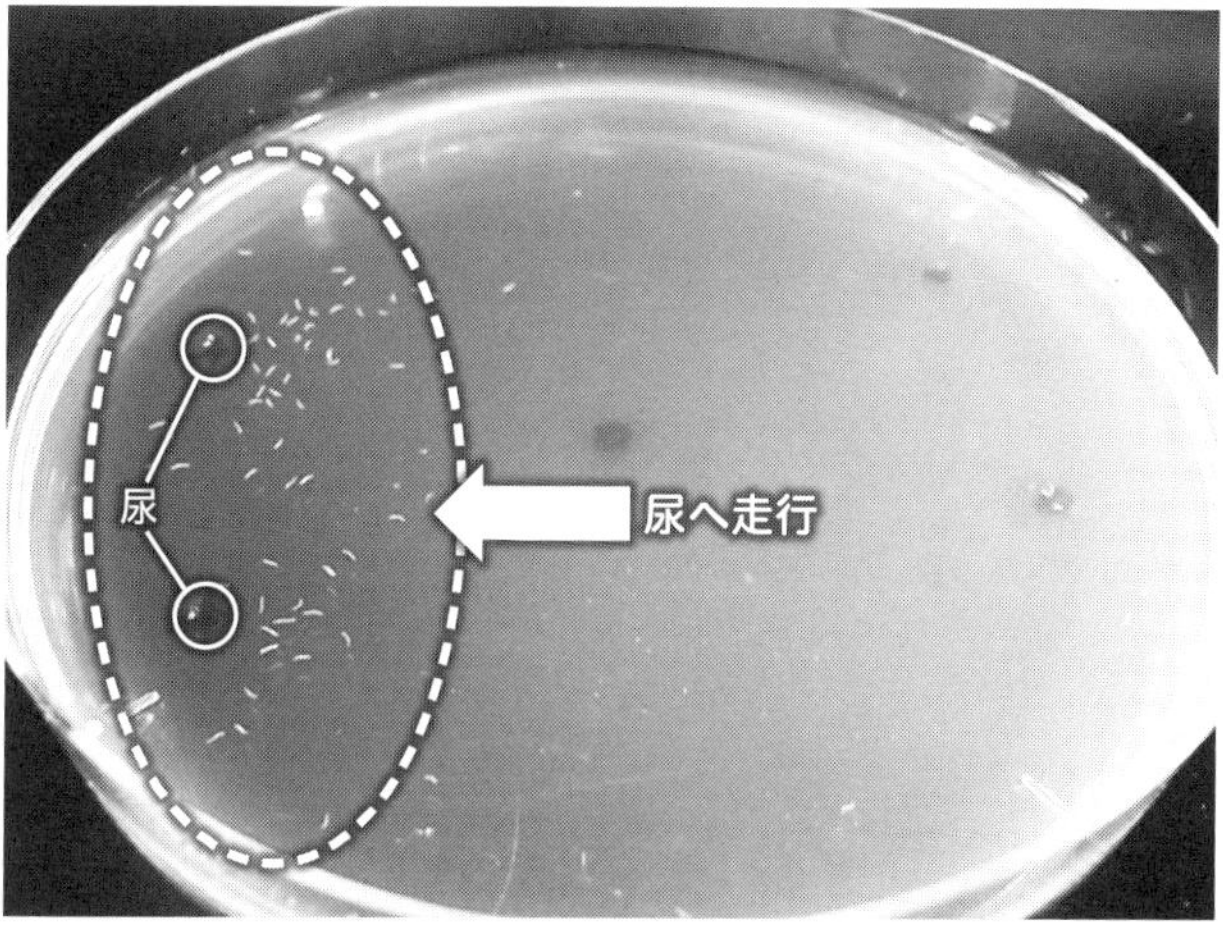

【健常者の尿の場合】

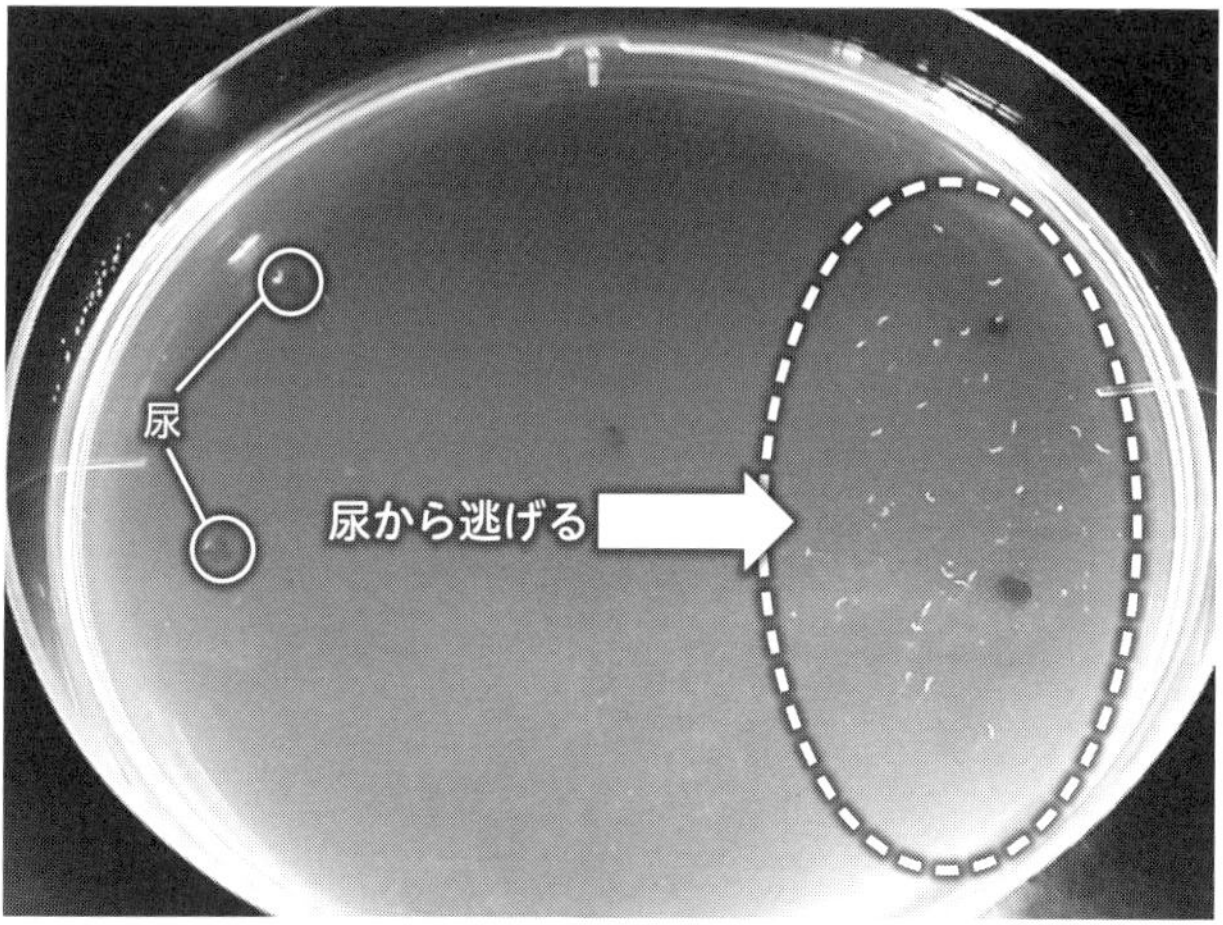

資料1　シャーレの中を移動する線虫

検診と治療のジレンマが、患者の命を奪っている

なぜ、「線虫が世界を変える」と確信したのか。

線虫をがん検査に用いれば、たった尿1滴だけで、高精度に、しかも早期に、がんのリスクを判定できるようになる。すると早期治療が可能になり、がんで亡くなる人が減って、がんが怖い病気でなくなる。体長わずか1ミリの線虫が、がん検査だけでなく、がん治療や人々のがんに対する意識も変えていく――。

このような道筋がはっきりと見えたからです。

現状では、がん検診とがん治療はジレンマに陥っています。

「がんは早期発見・早期治療が大事だ」と知られているにもかかわらず、検診の受診率は低く、早期発見・早期治療は進まない。その結果、がんで命を落とす人が多い、というジレンマです。

たとえば、がんの中で日本人の年間発症数が最も多い大腸がんの場合。ステージ1で発

見・治療したときの5年相対生存率は97・6%、ステージ2では90・0%です。ところが、ステージ4では20・2%にまで下がってしまいます（全国がんセンター協議会「部位別臨床病期別5年相対生存率」２００７〜２００９年診断症例）。

ちなみに5年相対生存率とは、あるがんと診断された人のうち5年後に生存している人の割合を、日本人全体で5年後に生存している人の割合と比較したもので、数字が多いほど生存率が高いことを表します。本書で「生存率」と言った場合には、特に記載がない限り「相対生存率」を意味します。

大まかに言えば、大腸がんの患者さんが１００人いた場合、ステージ1で発見・治療すれば、98人が5年後も生存しています。しかし、ステージ4で発見・治療した場合、5年後に生存しているのは20人。80人が5年以内に亡くなってしまうのです。

一方、がん検診の受診率を見ると、40歳以上の、いわゆる〝がん年齢〟の人たちでも、大腸がん検診では39・1%、胃がん検診では38・4%。日本人に多い大腸がんや胃がんですらも、検診を受けている人は4割に満たないのです（国立がん研究センター　がん情報サービス「がん登録・統計」２０１６年）。

「がんは怖い」のに、検診を受けないのはなぜか

検診の受診率が低いのは、「がんなんて怖くない」という人が多いからかというと、そうではありません。内閣府が行なった調査によれば、がんを怖いと思う人が72・3%を占めているのです。

それでは、がんが怖いのになぜ検診を受けないかというと、その理由の1位は「検診を受ける時間がない」(30・6%)で、2位が「健康状態に自信があり、必要性を感じないから」(29・2%)となっています(「がん対策に関する世論調査」の概要 平成29年1月 内閣府政府広報室)。

要するに、「時間もないし、必要性も感じないから、検診は受けない」ということでしょう。あなたも、そうかもしれませんね。私もこの気持ちはよくわかります。

では、「あなたは、がんのリスクが高い」と言われたら、どうでしょうか。「時間がないから、病院には行かない」「必要性を感じないから、検査は受けない」と、そのまま放っておくでしょうか?

おそらく、放ってはおかないと思います。少なくとも私は、「がんのリスクが高い」と言われて放っておくような勇気はありません。子どももまだ小さいし、仕事も道半ばだし、妻だって（たぶん）悲しむと思います。

そのきっかけ、必要のある人の足を病院に向かわせ、命を救うための契機となるのが、線虫がん検査なのです。

線虫が、ジレンマを解決する

従来のがん検査は、時間がかかる上に、苦痛をともなうものや、身体に悪影響を与えるものもありました。そのため、自覚症状がなく一見健康な人、すなわち検査の必要性を感じない人にとってはハードルが高く、なかなか受ける気になれません。

ところが、がんは多くの場合、ある程度進行するまでは自覚症状がありません。自覚症状がないうちから検診を受けなければ早期発見・早期治療が難しいのに、必要性を知りつつも検診を受けないという人がほとんどなのです。

しかし、時間も手間もかからず、苦痛も危険もなく、高い精度でがんのリスクがわかる検査があったら、どうでしょうか。

線虫がん検査は、尿1滴さえあれば、ほぼ全身のがんのリスクが、早期に、また非常に高い精度でわかります。職場や自治体の健康診断では、尿を必ず採取しますから、その際に線虫がん検査も実施すれば、時間も手間も余分にかけることなく、がんのリスクがわかります。

多くの人が「がんは怖い」と思っているのですから、時間も手間もかからずに調べることができるなら、検査を受ける人は多いでしょう。そして、線虫がん検査で「がんのリスクが高い」と判定されたら……。自覚症状がなくても、病院に行って精密検査を受けるはずです。

もちろん、私もそうします。

線虫がん検査が実用化すれば、必要な人を、早期に、精密検査や治療へつなぐことができるのです。

そうなれば、「がんだとわかったときには末期だった」というような、悲しく厳しい事態を防ぐことができます。早期にがんだとわかれば、手術も簡単に済むでしょうし、治療が易しくなるに違いありません。

がんを告知されたあとの世界が、これまでのがん告知後の世界とは一変する。がん検査とがん治療の世界が変わるだけでなく、がんになった人の人生そのものが変わるのです。

ニュースの扱いの大きさが物語る、期待の大きさ

２０１５年３月12日。

新聞各紙に、いっせいに記事が載りました。「尿１滴でがん診断」「特有のにおい　線虫が嗅ぎ分け」「検査が安価に」などなどです。「線虫が非常に高い精度でがん患者の尿の匂いを嗅ぎ当てる」ことを証明した私の論文が、この日、アメリカの科学誌の電子版に掲載され、報道が解禁されたのです。

それからが大変でした。研究室の電話は鳴りっぱなしで、テレビ局がドッと押し寄せ、取材の嵐です。

当時、古舘伊知郎さんがメインキャスターをしていた『報道ステーション』（テレビ朝日系）では、なんとトップニュースに。「ちょっと映るかな」ぐらいに考えていた私は、思わず「ええっ！」と声をあげてしまいました。

ノーベル賞を受賞したわけでもないのに、線虫がトップニュースだなんて……（じつは、線虫はいくつものノーベル賞研究を支えた生物なのですが、一般的にはほとんど知られてい

ません）。

そして、驚きながら気づいたのです。扱いの大きさは、期待の大きさである、と。

＊　＊

本書では、シー・エレガンスを用いた線虫がん検査「N‐NOSE《エヌノーズ》」について、検査方法やメリットだけでなく、どのように事実を証明してきたかという研究過程も含めて詳しくご紹介します。

これは、いまだほぼ手付かずの領域である「生物診断」がどのようなものかを理解していただくためであり、また今後の医療において、この「生物診断」が大きな役割を果たすと考えるからでもあります。

未知の現象を発見し、解明していく過程は、すばらしく精緻《せいち》な推理小説を読み解くのにも似て、驚きと喜びの連続です。そのワクワクと心躍る気持ちを、みなさんにも一緒に味わっていただきたいと思っています。

さらに本書では、がん種の特定も視野に入れた「N‐NOSE」の今後の展開や、その結果生じる医療の変化についても述べます。がん検査やがん治療において起こる変化、がん治療後の患者さんの人生そのものの変化は、日本に限ったことではなく世界中で起こります。

また、「研究者は経営に向かない」と言われるなか、一研究者であった私がどのようにして起業したかについても触れようと思います。前例にとらわれない私なりの方法が、若い研究者や起業家にとって何らかの指針になればと思うからです。

読み始める順番は、どの章からでも大丈夫です。章立てをざっくりお伝えしますと、がん検診についてが第1章、線虫についてが第2章、私自身の生い立ちや研究者としての歩み、研究ヒストリーは第3章、起業については第4章、そして第5章は世界進出と生物診断の未来について書いています。どこからでも、興味のあるところから読み始めてみてください。

私が本書を著したのは、「線虫がん検査」という耳慣れない、しかし間違いなく世界を変える技術について、多くの人に知っていただきたいからです。そして科学者には、自分が知った真実を広く世に知らせる義務があると思うからです。

では早速、N－NOSEが開く新たな世界を、一緒に見ていくことにしましょう。

「がん検診は、線虫のしごと」——目次

第3章　「謎の学生」だった私が、「がんの匂い」に出会うまで――　129

構成・佐々木とく子

第1章

「がん検査」と「がん治療」が大きく変わる

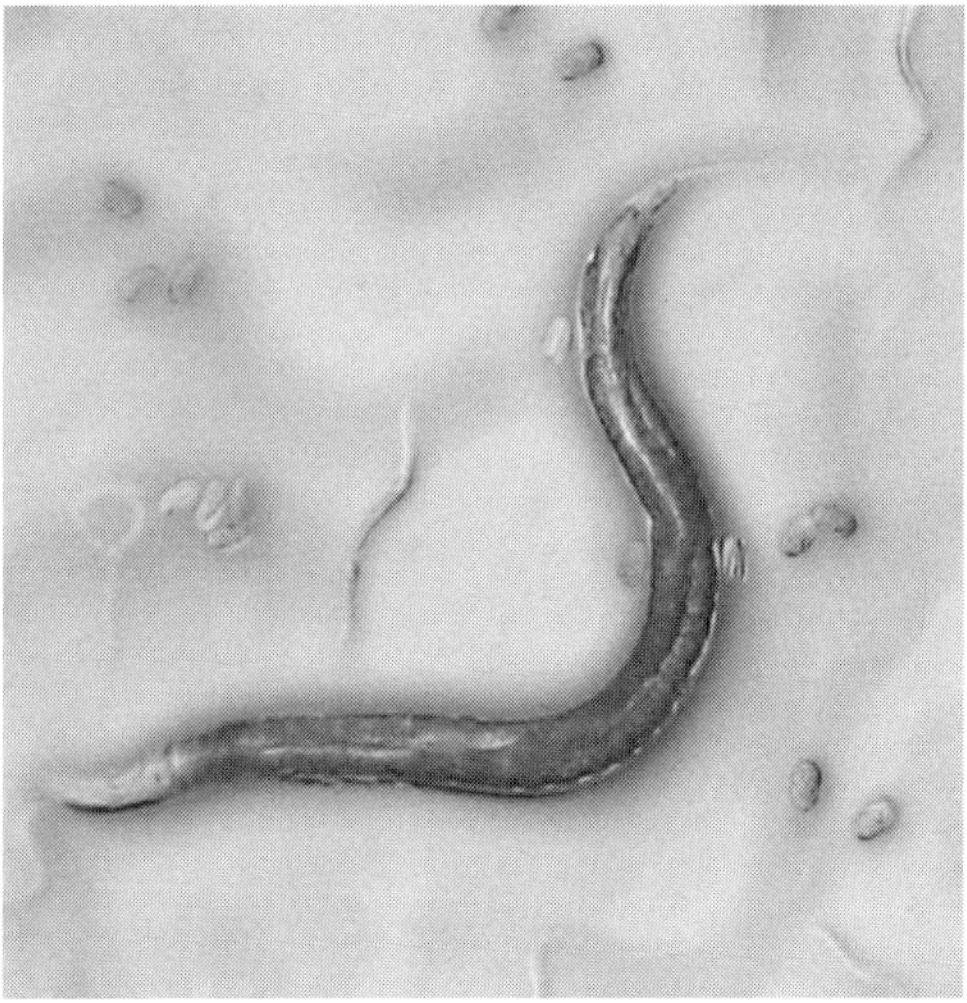

C. elegans

（1）線虫がん検査「N《エヌ》－N《ノ》O《ー》S《ズ》E」で、何が変わるのか？

①がん検査が、簡便かつ高精度になる

◆尿1滴で、ほぼ全身のがんのリスクがわかる

「N《エヌ》－N《ノ》O《ー》S《ズ》E」は、世界初の「線虫がん検査」です。

検査には、「はじめに」でもご紹介した、「*C. elegans*（シー・エレガンス）」という線虫を用いますが、線虫についての詳しいことは、次の第2章でご紹介することにして、先に検査の概要と、その実用化によってどのような変化が起こるかをお伝えしましょう。

まず、検査に必要なもの（検体）は尿1滴です。

職場や自治体の健康診断には、必ず尿検査が含まれますから、今後N－NOSEが採用されて健診と同時に実施できるようになれば、検査を受ける人自身が、追加で何かを行なう必要はありません。

調べることができるのは、ほぼ全身のがんのリスクです。

「N－NOSEで検知できる」と判明しているがんは、現在18種。

大腸がん、胃がん、肺がん、乳がん、子宮がん、膵臓《すいぞう》がん、肝臓がん、前立腺がん、食道がん、卵巣がん、胆管がん、胆嚢《たんのう》がん、腎臓がん、膀胱《ぼうこう》がん、盲腸がんなどで、いずれかのがんがあると、高リスクの判定が出ます。

そのほかの希少ながん種は、サンプルの収集に時間がかかるため、臨床試験において、まだ充分な数の解析ができておらず、検知できるかどうか明らかではありません。

しかし、この先もさらに研究を重ねていくことで、希少ながん種も検知可能かどうか明らかになっていくはずです。

◆早期がんを、9割近い確率で検知

N－NOSEは、臨床研究において、ステージ0〜1の早期がんであっても、9割近い確率で検知することができています。ステージ0〜1の早期がんを、これほど高い確率で検知できる実用化された検査は、現状ではほかにないと言っても過言ではないでしょう。

たとえば、がん検診にしばしば取り入れられている腫瘍マーカーは、基本的には進行したがんの治療効果を見るための検査であり、早期がんに対してはほとんど意味がありません。

一例を挙げると、代表的な腫瘍マーカーの一つ「CEA（大腸がん、胃がん、肺がんなどを診る）」のがんを見つける確率は、ステージ0〜1の場合、13・8％。

それに対してN－NOSEは、87・0％でした（N－NOSE臨床研究において同じ被検者について解析して比較しました）。

ステージ0〜1のがんがあるものの、まだ判明していない人が100人いたら、14人しか見つけられない検査と、87人のがんを見つけられる検査とでは、大違いではないでしょうか。

また、胃や大腸の内視鏡、ＣＴ（コンピュータ断層撮影）、ＭＲＩ（磁気共鳴画像）、超音波、ＰＥＴ－ＣＴ（陽電子放出断層撮影）などの画像検査は、がんがある程度の大きさになってからでないと見つけるのが困難な上に、人が目で見てがんの有無を判定するため、検査者の技能や状況に左右されます。

熟練した医師でも、直径１センチに満たないような早期がんを、画像検査で見つけるのは困難だと言われています。まして熟練度の低い医師が読影を担当したり、検査画像が大量にあって、１枚にかけられる時間が短かったりすれば、早期がんを見つけるのはさらに困難になるのではないでしょうか。

その点、線虫には技能の差がありません。Ｎ－ＮＯＳＥに用いる線虫は雌雄同体《しゆうどうたい》であり、自家受精で生まれるため、遺伝子がすべて同じで、個体差がありません。

しかも検査にあたっては、発生後何日目の個体を使うかや、周囲の温度、線虫から尿までの距離、開始から何分後にカウントするかなどの条件を一定にしています。判定者（線虫です）や状況による差がないのです。

◆糖尿病でも、妊娠していても、ペースメーカーが入っていても受けられる

さらにN‐NOSEは、糖尿病や喘息《ぜんそく》などの病気があったり、妊娠していたりしても受けられますし、検査結果への影響がないことも確認できています。心臓にペースメーカーが入っていたり、体に金属が入っていたりしても問題ありません。食事の内容や時間などによる影響もないのです。

がん検査の中には、これらの条件によって、がんがなくても結果が陽性になってしまうものがありますし、検査を受けること自体ができないものもあります。N‐NOSEにはそのようなことが支障にならないのも大きな利点です。

たとえば腫瘍マーカーのうち、先ほども挙げた「CEA（大腸がん、胃がん、肺がんなどを診る）」は、慢性肝炎や肝硬変、慢性膵炎《すいえん》、肺結核などがあると、がん陽性になることがありますし、「SCC（食道がん、子宮頸《けい》がん、皮膚がんなどを診る）」は、皮膚疾患や肺炎、気管支炎などがあると陽性になることがあるなど、「偽陽性《ぎようせい》」を示すことがしばしばあります。

画像検査でも、PET－CTは、肺炎などの炎症があるとがんと間違えることがありますし、前日に運動をしても、がんと間違えることがあります。

検査を受けられないという点では、画像検査の多くに制約があります。CTやMRIは妊娠中の人は受けられません。

また、MRIは、大きな音のする閉塞感のある機械に入らなければならないため、閉所恐怖症の人などは受けられないでしょう。じつは私は極度の閉所恐怖症で、MRIを受けると思うだけで、全身が冷や汗でいっぱいになります。私の最大の苦手のものと言っても過言ではありません。

PET－CTも、妊娠中もしくは妊娠の可能性がある人は受けられません。さらに、検査のために体内に入れる放射性物質の影響があり、検査後半日は子どもと接してはいけないとか、検査後1日は赤ちゃんを抱いてはいけないという制約もあります。

バリウム検査や胃カメラなど何種類かの検査には、前日の何時以降は固形物を食べてはいけない、何時以降は水分も摂取してはいけない、などの食事制限があります。大腸内視鏡にいたっては、検査前に下剤を2リットルも飲んでトイレに通い、大腸を空にしないといけません。私は何度か受けたことがあるのですが、食事制限でおなかが空く上に、下剤を大量に飲み、その後はトイレに何度も通い、看護師さんに便の状態をチェックしてもらい、検査中はお尻に管が……。恥ずかしさと苦痛で、どうにも好きになれません。

こうした制限や条件のある検査は、体の弱っている人や高齢者には大変つらいものであり、そのために検査を受けられない人もきっといるはずです。

このように、がん検査の中には、人によっては受けられなかったり、苦しかったりする検査もあるのです。それに対してＮ－ＮＯＳＥは、尿を採取するだけ。厳しい検査条件も苦痛も、もちろん身体へのダメージもなく、安心して受けられます。高齢者や子どもでも安全に検査を受けることができるため、Ｎ－ＮＯＳＥは小児がんの早期発見にも役立つ可能性があると私は考えています。

既存のリスクのある検査は、がんのリスクが高いか低いかわからない段階で受けるのは抵抗がありますが、Ｎ－ＮＯＳＥの実用化後は、まずＮ－ＮＯＳＥを受けて「がんのリスクが高い」とわかってから、そのような検査を受ければよいのではないでしょうか。

◆低額で受けられて、費用を節約できる

費用が8000〜9000円程度（＊予定）と非常に安価なことも、N‐NOSEの大きな利点の一つです。数千円でほぼ全身のがんの有無を調べられる検査は今のところほかにはありません。

たとえば腫瘍マーカーは、1種類あたり数千円程度ですが、通常は、がん種をカバーするために3種類程度を組み合わせて受けます。費用の割には、早期がんに対する感度が低いため、検診には向かないと私は考えています。

安いといえば、便潜血《べんせんけつ》検査は、キットを買って返送する方式ならば2500円程度で受けられますが、調べられるのは大腸がんだけ（痔《じ》からの出血などによってもがん陽性になってしまいます）。胃や大腸の内視鏡検査は1万5000円程度、肺のX線検査は1万円程度ですが、調べられるのはやはりその部位のがんのみです。

国立がん研究センターなどが研究中の次世代腫瘍マーカー「マイクロRNA」は、がんになると変動する血液中の物質・マイクロRNAの量を調べることで、ほぼ全身のがんの有無

がわかるとされていますが、検査費用はがん1種につき数万円から10万円程度になると予想されていますから、気軽に受けられる検査ではありません。

費用の補助があるがん検査もあります。「5大がん検査（胃がん、大腸がん、肺がん、乳がん、子宮頸がん）」がそれで、国の指針によって検査方法や対象年齢などが定められた〝対策型検診〟であるため、市区町村などが補助金を出して実施しています。したがって、これを受ける場合は無料もしくは少額で済みます。

さらに大腸がん、乳がん、子宮頸がんについては、厚生労働省（厚労省）が無料クーポンを配布していますから、これを使えば無料で検査を受けられます。

とは言え、5大がん検査と無料クーポンを合わせても、検査できるのは5種のがんのみですし、受診期間や施設などは、どちらも自治体などの指示に従わなければなりません。「気がついたら受診期間が過ぎていた」という経験のある人も多いのではないでしょうか。

また、健康保険組合（健保組合：職場で加入する医療保険の主体。政府に代わって健康保険事業を行なう）などの中には、費用を一部または全額補助してがん検診を実施しているところもあります。健保組合の中には、5大がん検査に加えて腫瘍マーカー検査も無料で受けられるところもあるのです。

しかし、無料の腫瘍マーカー検査の裏では、健保組合が１人につきけっこうな額を支出しているわけです。もとはと言えば、組合員、すなわち自分が払った保険料から支出されているのですから、早期発見には向かない検査にそれだけのお金を払い続けるのはもったいないかもしれません。

だからでしょう、私のもとには「がん検診にＮ－ＮＯＳＥを取り入れたい」という健保組合の担当者からの問い合わせが、多く舞い込んできています。

みなさんの中には、職場や自治体の健康診断やがん検診とは別に、自費で人間ドックを受けている人もいるのではないでしょうか。私もその一人ですが、毎回悩むのは、時間をどう捻出《ねんしゅつ》するかであり、ため息が出るのは費用の高さです。

しかし、そんな悩みにもじきに終止符を打つことができるでしょう。高額で時間のかかる検査をあれこれ受ける前に、まずＮ－ＮＯＳＥを受けて、がんのリスクの高低を確認してから、そうした検査を受ければよくなるのです。特に嬉しいのは、２リットルの下剤を飲まなくていいことですが、それはともかく、時間と費用の節約になるのは事実です。

たとえば、ＰＥＴ－ＣＴは、ほぼ全身のがんを診られる数少ない検査であるため、人間ドックにもしばしば取り入れられていますが、これだけで10万円ほどかかります。しかも前述の通り、放射性物質を体内に注入します。いくら「危険はない」と言われても、いい気持ちはしませんよね。

このような検査は、N－NOSEを先に受けて、高リスク判定だった場合に受ければよいのではないでしょうか。

ちなみにN－NOSEは、がんがない人を「がんがない」と判定する確率（特異度）が91・8％です。がんがある人を「がんがある」と判定する確率（感度）も84・5％と高いのですが、がんがない人を「がんがない」と判定する確率も非常に高いのです。

②がん治療も、簡単かつ高精度になる

◆手術の成否も、再発・転移の可能性も、すぐわかる

N－NOSEで変わるのは、検査だけではありません。がん治療も大きく変わります。まず、手術の成否を測る判断材料にすることができます。

これまでは、手術で腫瘍を切り取ると、その組織を病理医が診て、悪性の度合いを判断したり、残らず全部切り取れたかどうかを判断したりしていました。

しかし、目で見て判断するために、病理医の経験と熟練度によって結果は左右されると言われています。実際に、残らず切り取ったと思った腫瘍が残っていて、がんが再発したり転移したりしてしまうケースもあります。手術後に抗がん剤治療をするのは、主にそれを防ぐためです。

しかし、手術後にN－NOSEを実施すれば、体内にがんが残っているかどうかがわかります。一定の期間を置いて何度か検査をし、その結果がすべて陰性であれば、もう抗がん剤治療をしないで済むかもしれません。

そうなれば、患者さんは苦しい思いをせずに済みますし、治療期間も短くなり、早く社会復帰できます。医療費の削減にもなるでしょう。

さらに、手術の最中に、切り取った腫瘍の断端の組織をN－NOSEで検査することが可能になれば、がんをすべて切り取れたかどうかが、その場で客観的に判断できます。線虫はがん患者の尿だけでなく、がん組織の匂いにも近寄って行くことが、わかっているからです。その結果、断端にがん細胞があるとわかれば、切り取る範囲をもう少し広げるなど、治療方針の変更がすぐにできます。

手術後は、一定期間ごとに継続してN－NOSEを受ければ、取りこぼしたがん細胞が再び活動を始めた、というようなケースがあったとしても、ごく初期に見つけることができます。したがって、何年もたって忘れた頃にがんが再発し、気づいたときには手遅れだった、というような悲しいケースも減るでしょう。

抗がん剤治療や放射線治療に関しても、変化が起こります。その治療によってがんが消えたかどうかがN－NOSEを受けてわかれば、一定期間続けて効果がなければ別の抗がん剤に切り替える、といった判断が、客観的な評価に基づいてできるようになります。効いているのかいないのかわからない抗がん剤を、「念のために」と続けるようなことがなくなると考えられるのです。

がん治療の場合、大事なことは「がんが残っているかいないか」です。N－NOSEを受ければそれがわかりますから、詐欺まがいのいかがわしい療法も、効果の有無がはっきりと目に見えるようになります。

したがって、治療効果のない療法に高額なお金を払うといった詐欺被害も、減らすことができると考えています。

◆がん治療の常識が、大きく変わる

Ｎ－ＮＯＳＥが本格的に普及すれば、手術・抗がん剤・放射線が〝三大治療〟であるという、がん治療の常識そのものが根底から変わるかもしれません。

まず初めに起こるのは、開腹手術が減り、内視鏡手術が主流になるという変化でしょう。早期発見が可能になり、がんが小さいうちに見つかるため、内視鏡で対応できる位置にあるがんならば、手術は内視鏡で済むからです。

その結果、入院する必要のない日帰り手術が増えるでしょうし、手術からの回復も早いため、今のように「がんになっても仕事を続けられるのだろうか？」とか、「療養が長引いて家族に迷惑をかけるのではないか？」などと悩む人はいなくなるかもしれません。

さらに、手術自体も減ると考えられます。がんが小さければ、ノーベル賞受賞者・本庶《ほんじょ》佑《たすく》博士の研究をもとに開発されたオプジーボのような、免疫治療薬で治る可能性が高くなるからです。

オプジーボは、「免疫チェックポイント阻害薬」と呼ばれる薬で、免疫細胞のブレーキをはずし、攻撃力を高めることで、がん細胞を攻撃できるようにします。人間に本来備わっている免疫力を利用する治療法であり、今後はこのタイプの薬が数多く開発されていくでしょう。

オプジーボは、ステージ4のがんの患者さんの命も救ったとして知られていますが、その一方で、効果のある人は2割強と言われています。もしかしたら、現状ではがんがある程度進行してから見つかる人が多いため、がんが大きく強くなりすぎていて、その程度の効果が限界なのかもしれません。

しかしN－NOSEの活用によって、ほとんどのがんがステージ0〜1で見つかるようになれば、そしてその段階でうまく働く免疫治療薬が開発されれば、効果のある人はずっと増えるはずです。

しかも、これまでの抗がん剤と比較して、副作用が小さくて済むかもしれません。「がんが見つかったけれど、早期だったから薬だけで治った」というケースが多くなる可能性があるのです。

さらに、オプジーボのような免疫治療薬は、特定のがん細胞を狙って攻撃する分子標的薬と異なり、多くのがん種に効くのが特徴です。現状の三大治療の場合、治療するにはがんがどこにあるかを突き止める必要がありますが、その必要がなくなる可能性もあるわけです。すると、N－NOSEでがんのリスクが高いとわかったら、免疫治療薬を1種類か2種類投与するだけで、がんが治る日が来るかもしれません。

ただし私は、それよりも前に、線虫がん検査によって、がんのリスクだけでなく、リスクの高いがんの種類までわかる日が来ると考えています。線虫の嗅覚は、がん種による匂いの違いも嗅ぎ分けられる可能性を秘めているからです。

2020年のN－NOSE実用化の段階には間に合いませんが、その2年後の2022年にはがん種の判定ができるようになることを目指して、現在研究を進めているところです。

（2）「N－NOSE」が占める位置と、果たす役割

①検査の流れが変わり、役割がはっきりする

◆これまでは「2次スクリーニング検査」が入り口だった

N－NOSEの実用化によって起こる変化を駆け足で見てきましたが、ここからはN－NOSEそのものについて、もう少し詳しく見ていくことにしましょう。

最初に、がん検査の中でN－NOSEが占める位置と、果たす役割についてです。

がん検査はその目的によって、以下の4つに大きく分かれます。

(1)**１次スクリーニング検査**：がんである可能性が高い人、すなわちリスクの高い人を拾い出すための検査。
(2)**２次スクリーニング検査**：がんのリスクが高いと判定された人に対する、がん種を特定するための検査。
(3)**精密検査**：がん種が特定できた人に対する、がん組織を確認するための検査。がん組織を確認した上で、診断がなされ、治療方針が決まる。
(4)治療中や治療後に行なわれる、治療の効果や経過を見るための検査。

(1)の１次スクリーニング検査は、なんらかの自覚症状がある人はもちろん、自覚症状がない人も広く対象として、がんのリスクの有無を調べる検査です。できるだけ多くの人に、定期的に受けてもらう必要があるため、検査自体が手軽でストレスがなく、罹患率の高いがんを含めて多くのがん種が一度に調べられ、しかも精度が高く、安価であることが求められます。要するに、「簡便・高精度・安価・早期発見が可能・苦痛がない・全身網羅的」が、１次スクリーニングに適した検査の条件です。

残念ながらこれまでは、これらの条件をすべて満たす検査がなく、５大がん（胃がん、大腸がん、肺がん、乳がん、子宮頸がん）検査が一般的ながん検査として実施されてきました。

5大がん検査は国の指針によって、検査方法や対象年齢、受診間隔などが定められています。

①**胃がん**：問診、胃部X線（バリウム）検査または胃部内視鏡検査。50歳以上。2年に1回。
②**大腸がん**：問診、免疫便潜血検査2日法。40歳以上。年1回。
③**肺がん**：問診、胸部X線検査。40歳以上。年1回。喀痰《かくたん》細胞診。50歳以上、喫煙指数600以上。年1回。
（喫煙指数＝1日に吸うタバコの平均本数×喫煙年数）
④**乳がん**：問診、マンモグラフィ。40歳以上の女性。2年に1回。
⑤**子宮頸がん**：問診、視診、細胞診。20歳以上の女性。2年に1回。

これらの検査は、価格も手頃であり、検査を受けることで死亡率が下がるという科学的根拠も認められているのですが（とはいえ、大腸がんの便潜血検査は痔でも陽性になる、胃がんのバリウム検査は精度が低い、などの指摘もありますが）、簡便かというと必ずしもそうではありません。

さらに、検査がそれぞれ１種類のがんにしか対応していないため、すべて受診しても、わかるのは５種のがんのみです。

こう述べると、「５種だけであっても、〝５大がん〟と呼ばれるくらいなのだから、それでほとんどのがん罹患者をカバーできているのではないか」と、思われたかもしれません。しかし、２０１６年に全国で新たにがんと診断された99万５１３２人（男性56万６５７５人、女性42万８４９９人、性別不詳58人）のうち、５大がんに相当する人はそれほど多くありません。

男性では胃がん16・４％、大腸がん15・８％、肺がん14・８％で、合計47％と半数以下です。女性は乳がん22・１％、大腸がん16・０％、胃がん９・８％、肺がん９・７％、子宮がん６・６％、合計64・２％。女性でも残りの４割近くが、５大がん以外のがん種なのです（厚生労働省「全国がん罹患数　２０１６年速報」）。

この事実からもわかる通り、５大がん検査は、多くのがん種を網羅的に調べる必要がある１次スクリーニングには適していないのです。２次スクリーニング検査や精密検査として、がん種を特定したり、がん組織を確認したりするための検査なのです。

その点N－NOSEは、「簡便・高精度・安価・早期発見が可能・苦痛がない・全身網羅的」という条件をすべて満たしています。

まず、必要なのは尿1滴ですから、とても簡便です。精度は、前述のように、がんがある人を「がんがある」と判定する「感度」が84・5％、がんがない人を「がんがない」と判定する「特異度」が91・8％と、非常に高精度。価格も8000～9000円程度（予定）と安価です。また、現状でも5大がんを含む18種類のがんのリスクを一度に調べることができますし、調べられるがん種は今後もっと増えるでしょう。早期発見が可能で苦痛がないこともすでに述べた通りです。

これまでは、入り口が2次スクリーニングや精密検査だったために、調べられるがん種が少ない割に、時間がかかったり苦痛があったりして、がん検診が敬遠されがちでした。

しかしN－NOSEの実用化後は、本来の1次スクリーニング検査が、がん検診の入り口になります。そうなれば胃部内視鏡検査や子宮頸部の細胞診といった、本来は2次スクリーニング検査や精密検査に用いられる検査を、本当に必要な人に、的を絞って行なうことができるようになります。

検査がその検査本来の役割を果たせるようになり、検査を受ける人は、不必要な苦痛や時間、お金を使わずに済むようになるのです。

◆2次スクリーニング検査と精密検査の流れ

(2)の2次スクリーニング検査と、(3)の精密検査は、がんのリスクが高いと判定された人に対する、がん種やがん組織を特定するための検査です。概念としては、2次スクリーニングのあとに精密検査が来ますが、実際にはがん種の特定とがん組織の確認を、同じ検査が兼ねていることがあります。

(2)(3)に含まれるのは、CTやMRIなどの各種画像検査や、細胞や組織を顕微鏡で見て診断する病理検査などで、5大がん検査もここに入ります。

これまではがん検診の入り口が5大がん検査だったために、1次スクリーニングと2次スクリーニング、精密検査が入り乱れた状態でしたが、N－NOSEが1次スクリーニングに採用されると検査の流れが変わります。

まず、N－NOSEによって1次スクリーニング、すなわちがんのリスクがあるかどうかのふるい分けをします。そこでリスクが低いと判定された人は、気になる自覚症状などがないのであれば、たとえば半年や1年など、一定の期間をあけて、定期的にN－NOSEを受けていただくとよいと思います。

がんのリスクが高いと判定された人には、がん種を特定するための2次スクリーニング検査を受けていただくことをお勧めします。自覚症状がないのであれば5大がん検査を、もしも何らかの自覚症状や遺伝的な心配などがある場合は、その症状に関連する専門の科を受診していただくのが最善だと思います。いずれにしても、専門の医師のアドバイスに従って次の検査に進んでいただくのがよいでしょう。

◆N－NOSEの存在が2次スクリーニングの精度を高める

2次スクリーニングには、CTやMRI、内視鏡などの画像検査が多く用いられます。じつはその精度が、N－NOSEが1次スクリーニングになることで、飛躍的に上がると考えられるのです。

画像検査は、画像を人が目で見て判定します。これまでは、最初の検査が画像検査であることも多く、その場合にはがんのリスクが高いのか低いのかわからないまま、医師は画像を見なければなりませんでした。

しかも、最初の検査は大勢が受診するため、読影する画像の枚数が膨大で、次から次へと判定しなければなりません。さらに、受診者の中で、がんである方はそれほど多くいないため、がんを精度よく判定するためには、高い集中力を長時間保たなければなりません。医師の方々には本当に頭が下がります。

しかし、このような過酷な状況で何が起こりうるかといえば、そう、見落としです。腫瘍がまだ小さく微妙な場合などは、特にその可能性があります。早期発見こそが検査の目的なのに、がんが小さいうちは見つけるのが難しいというパラドックスです。

しかし、N-NOSEによって「がんの可能性が高い」と判明してから画像を見るとしたら、どうでしょうか? 「絶対にどこかにがんがあるはずだ」と思えば、どんなに小さな病変も見逃すまいとして、隅から隅まで、それこそ舐《な》めるように見るのではないでしょうか。

だいいち、読影しなければならない画像の枚数自体も減るはずで、1枚にかけられる時間も長くなるでしょう。その結果、これまでは見つけられなかったごく早期のがんも、場所が特定されて治療を開始できるケースが増えるのは間違いありません。

ただし、中には、N－NOSEでリスクが高いという判定が出て、2次スクリーニング検査を受けても、がんが見つからないことがあるかもしれません。N－NOSEは早期がんを検知する精度が高いため、画像に写らないほど小さいなど、ほかの検査では検知できない超早期がんのケースがあると考えられるのです。

このような場合、がんのリスクが高いのに打つ手がないということで、不安を感じるかもしれません。しかし、ほかの検査ではがんを検知できないのですから、N－NOSEを受けなければ、気づくのはもっとあとでした。

したがってこのようなケースは、「がんを超早期に発見するためのチャンス」と捉えるといいと思います。引き続きN－NOSEを受けて判定の推移を見つつ、同時にほかの検査も受けて、がんが発見されしだい、治療を開始する。そうすることで、これまでよりもずっと良い条件で、がんと対峙《たいじ》することができるのです。

◆2022年以降は、がん種の特定も可能に

2022年には、次世代検査として、線虫による「がん種特定検査」も実用化する予定で

す。線虫にはがんの有無だけでなく、がん種による匂いの違いを嗅ぎ分ける能力もあるのです。

具体的には、特定のがん種の匂いに反応する嗅覚受容体（匂い分子を受け取る構造）を、遺伝子組み換え技術によって働かないようにし、その匂いにだけ〝反応しない〟線虫を作ります。胃がんにだけ反応しない線虫、大腸がんにだけ反応しない線虫、肺がんにだけ反応しない線虫、などなどです。

N－NOSEでがん陽性になった人の尿を、これらの線虫で検査してみて、もし胃がんに反応しない線虫だけが寄って行かなかったとしたら、その人は胃がんの可能性が高いことがわかります。その結果を受けて、精密検査として、胃なら胃を調べればいいわけです。

こうして必要な検査を絞り込めるため、体の負担も、時間や金銭の負担も少なくて済みますし、治療も早く開始できます。もちろん、医療費の削減にもなります。

線虫によるがん種特定検査が実用化すると、がん検診は以下のような流れになると考えられます。

まず、1次スクリーニングとしてN－NOSEを実施するところは同じです。

その結果、がんのリスクが高いと判定された人は、本人の希望や医師の助言、価格などを勘案して、線虫によるがん種特定検査の中から必要な検査を受けます。これが2次スクリーニングです。

がん種特定検査は1種類ごとに受けることも、何種類かをまとめて受けることも可能にして、ゆくゆくは「女性系のがん」などのパックも設けられたらいいなと考えています。

ただ、全身網羅的にがん種の特定ができるようになるのは、２０２２年よりもさらに少し先になると思います。特定のがん種の匂いにだけ反応する嗅覚受容体を突き止めることは、サラッと書きましたが、じつはとても難しく、時間がかかるからです。

匂い分子と嗅覚受容体は、鍵と鍵穴の関係にたとえられますが、1つの鍵が1つの鍵穴に対応しているわけではありません。1つの鍵が複数の鍵穴に対応していたり、複数の鍵が1つの鍵穴に対応していたりして、非常に複雑です。

さらに、線虫は嗅覚受容体が１２００種類もあるため、その一つひとつを遺伝子組み換えによって働かないようにし、反応を調べるには、膨大な手数と時間がかかるのです（この辺りの仕組みについては第2章で詳しく紹介します）。

そのため現状では、２０２２年に実用化するがん種について、ターゲットを絞って研究を進めています。最初に実用化を目指しているのは、従来の検査では非常に見つけにくく、見つかったときにはかなり進行しているケースが多い「膵臓がん」です。

膵臓がんは5年相対生存率が9・3％と低く、とても難しいがんですが、それでもステージ1の場合は5年相対生存率が41・9％にまで上がります。ところがステージ4の場合は、1・2％にまで下がってしまうのです。

みなさんも膵臓がんというと、アップル社CEOを務めたスティーブ・ジョブズやプロ野球の星野仙一監督など、亡くなった人を思い浮かべることが多いのではないでしょうか。

そのようなわけで、N－NOSEの次世代検査としてまず実現させるべきは、「膵臓がん」を特定するための検査だと、ターゲットを定めたのです（膵臓がんは、部位別の罹患率では4・1％を占めるのみですが、死亡者数は第4位です）。

がん種特定検査の結果、膵臓がんのリスクが高かった場合は、膵臓の超音波内視鏡検査をするなどして、がんが見つかればすぐに治療に入ります。リスクが低い場合は、そのほかのがん種の検査を受けます。

そのほかのがん種についても、線虫でがん種特定検査ができるようになれば、そちらを受けていただくのがよいだろうと思っています。2022年の段階では特定できるがん種は少ないかもしれませんが、そう遠くない将来に全身網羅的にがん種の特定までできることを目指して、研究を進めています。

全身網羅的にがん種の特定ができるようになれば、1次スクリーニングからがん種の特定という2次スクリーニングまでが、尿だけで可能になります。さすがに1滴では足りないかもしれませんが、数滴あれば大丈夫。

これまでのがん種特定検査、たとえば5大がん検査が、それぞれ別の医療機関で受けなければならなかったり、前日から食事制限が必要だったり、苦しい思いをしたりと大変だったことを思えば、あっけないほど簡便です。

◆治療の効果や、再発・転移の可能性が目に見えるようになる

私のもとに来る一般の方からの問い合わせで最も多いのは、一度がんと診断されて治療を受けている（受けた）方々からの、「再発が怖いのでN‐NOSEを受けさせてもらえないか？」というものです。一度がんを患《わずら》った方々が、いかに不安な毎日を過ごされているの

か、再発や転移に怯《おび》えて暮らしておられるのかを改めて痛感させられます。
いったい、再発や転移を早期に見分けられる技術は、存在しないのでしょうか？
じつは、あまりないのが現状です。

従来、病状の経過や治療効果を見る際には、各種画像検査や腫瘍マーカー検査が用いられてきました。画像を見て、がんが消えた、あるいは小さくなったことを確認する。がんの進行にともなって血中に増える物質の量を測定し、数値を比較する。そのような方法で、治療効果を測ってきたのです。

しかし、がんが小さかったり見えにくい位置にあったりすれば、画像に写らないこともあります。また内視鏡やＣＴなどの画像検査は、頻繁《ひんぱん》に行なうこともできません。

既存の腫瘍マーカーは、これまでにも触れたように残念ながら精度が高くありません。そのため、がんであっても腫瘍マーカーが陰性の方も多く、その場合は経過観察には使えません。また、既存のほとんどの腫瘍マーカーは早期発見が難しく、再発や転移を早期のうちに見分けることは難しいとされ、その役割はあくまでも補助的なものです。

これもすでに述べましたが、我々の臨床研究結果では、よく用いられる腫瘍マーカー「Ｃ

EA（大腸がん、胃がん、肺がんなどを診る）」の感度（がんがある人を「がんがある」と判定する確率）は、ステージ0～1が13・8％、ステージ3～4でも38・3％。また、やはりよく用いられる腫瘍マーカー「CA19－9（膵臓がん、胆道《たんどう》がん、胃がんなどを診る）」は、ステージ0～1の感度が同じく13・8％、ステージ3～4が52・5％。

腫瘍マーカーはいくつか組み合わせて使うことが多いものの、それでもがんが残っているかいないかを正確に判定することは難しいのです。

要するに、苦しい思いをして手術や抗がん剤治療などを乗り切っても、がんが治ったかどうか、本人にはもちろん、医師にもはっきりわからないケースが多いのです。

だからこそ、がんは5年生存率が指標になっているのでしょう。治ったかどうかはっきりわかるのであれば、生存率など見なくてもいいはずです。その証拠に、虫垂炎（盲腸）の手術で5年生存率を云々《うんぬん》することはありません。

このように、「手術して切り取ったからもう大丈夫」とはいかないのががんの厄介《やっかい》なところですが、じつはその厄介さは、「もう大丈夫」かどうかをきちんと見分ける検査法がなかったことにも因《よ》るのではないでしょうか。もう大丈夫かどうかわからないから、念のため抗がん剤治療や放射線治療をする。5年たてば一安心とはいうものの、本当にがんが消えたのかどうかわからない。このような状態では、いつまでたっても不安が消えません。

しかしＮ－ＮＯＳＥが実用化されれば、治療の成否をかなり高い確率で判断できるようになります。Ｎ－ＮＯＳＥは感度がステージ０～１で87・０％、ステージ３～４で87・８％（18年10月現在）と非常に高く、小さながんでも残っていれば高精度に感知できるはずだからです。

Ｎ－ＮＯＳＥによって治療効果を見る臨床試験はすでに開始されており、現在までのところ、術前でＮ－ＮＯＳＥ陽性だった患者約１００名のうち、86・８％の被検者で術後にＮ－ＮＯＳＥの結果が陰転化する（陰性の方向に変わる）結果となっています。

手術によりがん組織のみを取り除いたにもかかわらず、線虫の反応に変化が見られたことから、そもそも線虫が寄って行っていた原因ががんであったことの裏付けとなる非常に意味のある結果です。さらに、その後の経過観察中にＮ－ＮＯＳＥが再発を検知したという例も少ないながら出てきています。

以上のことから、治療中や治療後に何度かＮ－ＮＯＳＥを受けて、その結果が続けて陰性になれば、がんが消えたとみなせるでしょうし、その後も定期的にＮ－ＮＯＳＥを受ければ、万が一再発・転移があっても、新たながんが生じても、ごく早期に発見することができる期待があります。

なかには、N－NOSEが続けて陰性であっても、不安を払拭《ふっしょく》しきれない人もいるでしょう。とはいえその不安は、N－NOSEを受けない場合の不安とは、大きさも質も異なると私は思います。

②これまでのがん検査の実態と問題点

◆まだ生きられる命が、がんに奪われてしまう

私はN－NOSEが、がん検診とがん治療の世界を変えると確信していますが、ではなぜ変える必要があると思ったのかといえば、以下のような状況があります。

まず、「日本人の2人に1人ががんになり、男性の4人に1人、女性の7人に1人ががん

で死亡する」という現実があります。よく使われるフレーズですから、ご存知の方も多いと思います。

もう少し詳しくいうと、生涯にがんに罹患する確率は、男性が62％、女性が47％です。男性の方が若干高いものの、いずれにせよほぼ２人に１人は、生まれてから死ぬまでの間にがんに罹患します。

そして男性の25％、女性の15％が、がんで亡くなります。

また、日本人の死因の第１位はがんで、１９８１（昭和56）年に脳卒中を抜いて以来、ずっと１位が続いています。

がんという病気に対して打つ手がなく、がんになったら亡くなるのが必然であるならば、現状を変えることなどできないのかもしれません。しかし、そうではありません。医療技術は年々進歩し、がん種にもよりますが、今やがんは早期発見・早期治療できれば死に至る病ではありません。亡くなる人が多いのは、早期発見が難しいからなのです。

以下に、いくつかのがん種の臨床期（ステージ）別生存率を記しておきましょう（**表１**）。

大腸がん、胃がん、乳がん、子宮頸がんは、ステージ１で発見・治療すれば、９割以上の人が５年後も生存しています。肺がん、食道がんは少し低いものの、それでもステージ１ならば8割以上の人が5年後も生存しています。

ところがステージ4になってから発見・治療した場合は、胃がん、肺がんは5年後の生存率が1桁《けた》台にまで低下。大腸がん、乳がん、子宮頸がん、食道がんも、10〜30％台まで低下します。

肝臓がんと膵臓がんは、ステージ1で発見・治療しても、生存率が59・6％と41・9％と非常に難しいがんですが、それでもステージ4の1・9％、1・2％と比べれば大きな開きがあります。

いずれにせよ、ステージ1の段階で発見・治療できれば、生存率は格段に高いのですが、実際にはステージ1でがんを発見できる人は多くありません。先の調査で症例数を見ると、胃がんは全症例2万2000件中ステージ1が1万3888件と63・1％を占めていますが、これは例外的に高い数字です。

大腸がんは全症例1万4551件中、ステージ1は3763件で25・9％。肺がんは全症例1万9997件中、ステージ1が7655件で38・3％。以下、乳がん43・2％、子宮頸がん46・3％、食道がん22・7％、肝臓がん37・2％、膵臓がん6・3％となっています。膵臓がんの低さが目立ちますが、そのほかのがん種も決して高くはありません。

	ステージ1	ステージ2	ステージ3	ステージ4
大腸がん	97.6	90.0	84.2	20.2
胃がん	97.4	65.0	47.1	7.2
乳がん	100.0	96.0	80.8	37.1
子宮頸がん	92.3	77.6	62.8	26.6
肺がん	81.8	48.4	21.2	4.5
食道がん	86.3	56.1	29.3	12.4
肝臓がん	59.6	35.6	14.0	1.9
膵臓がん	41.9	18.3	5.9	1.2

表1　部位別ステージ別5年相対生存率（%）

出典：全国がんセンター協議会「部位別臨床病期別5年相対生存率 2007～2009年診断症例」

◆がんが怖いのに、早期発見・早期治療が進まない

なぜこのような状況になっているかといえば、最大の原因は検診受診率の低さでしょう。がんは自覚症状が現れたときには進行していることが多いため、早期発見・早期治療には定期的な検診が欠かせませんが、検診受診率は低迷しています。

5大がん検診の受診率は、大腸がん39・1%、胃がん38・4%、肺がん43・3%、乳がん44・9%、子宮頸がん42・3%と、国策とし

て推奨されているにもかかわらず、軒並み4割前後しかありません（2016年、全国。乳がんと子宮頸がんは半数ずつ1年おきの受診であるため2年間の受診率）。

じつはこの数字が、先進国の中では低いことがわかっています。医療制度は国によって異なるため比較が難しいのですが、乳がん検診と子宮頸がん検診については、受診率を比較したデータがあるのです。経済協力開発機構（OECD）の調査報告を、日本医師会が抜粋したものです（**図1、図2**）。

乳がん、子宮頸がんともに、アメリカの検診受診率は80%以上と日本の約2倍、イギリスやニュージーランドは70%以上です。お隣の韓国は乳がんが64・3%、子宮頸がんが51・7%とやや低めですが、それでも日本に比べれば10～20%ほど高いことがわかります。

では、日本人はがんが怖くないのかと言えば、そうではありません。内閣府の調査によれば、がんを怖いと思う人は72・3%に上ります。怖いと思う理由（複数回答）の1位は「がんで死に至る場合があるから」（72・1%）で、2位の「がんの治療や療養には、家族や親しい友人などに負担をかける場合があるから」（55・2%）を大きく引き離しています。がんの何が怖いといって、死ぬのが怖いのです。

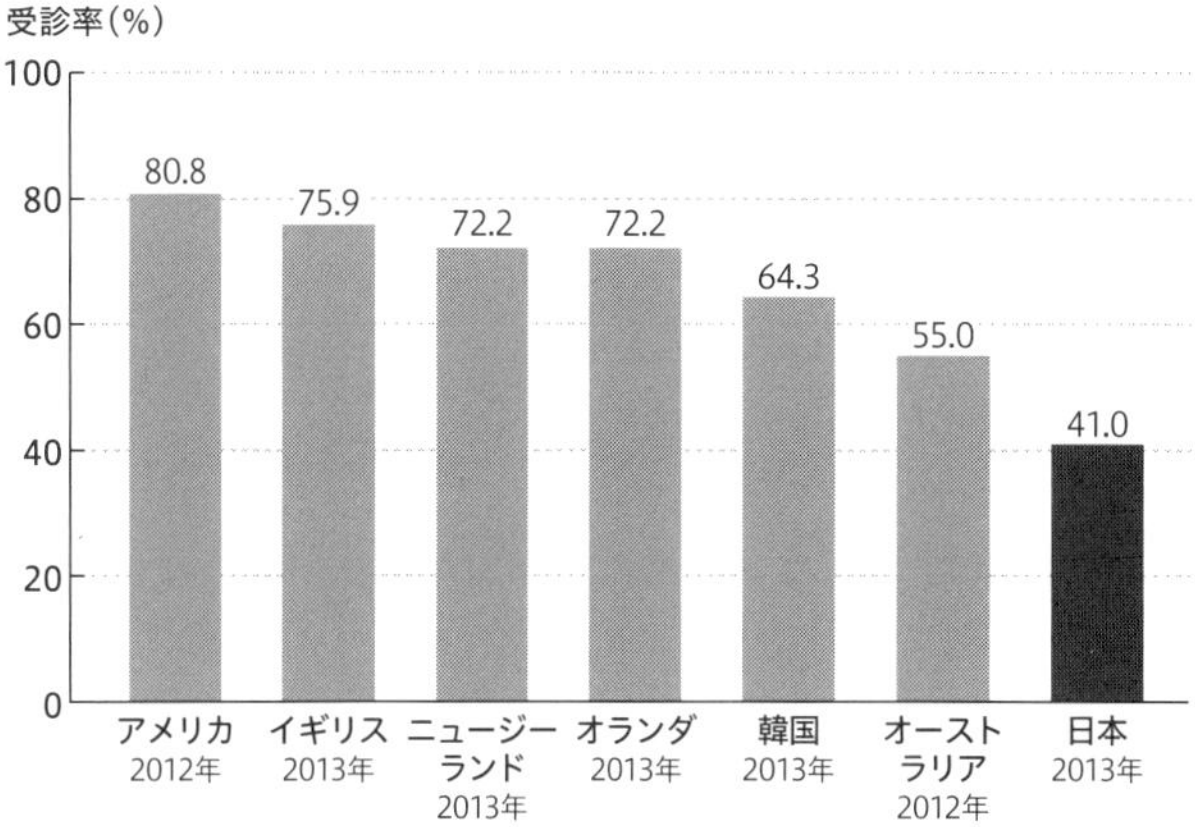

図1 乳がん検診受診率（50～69歳）

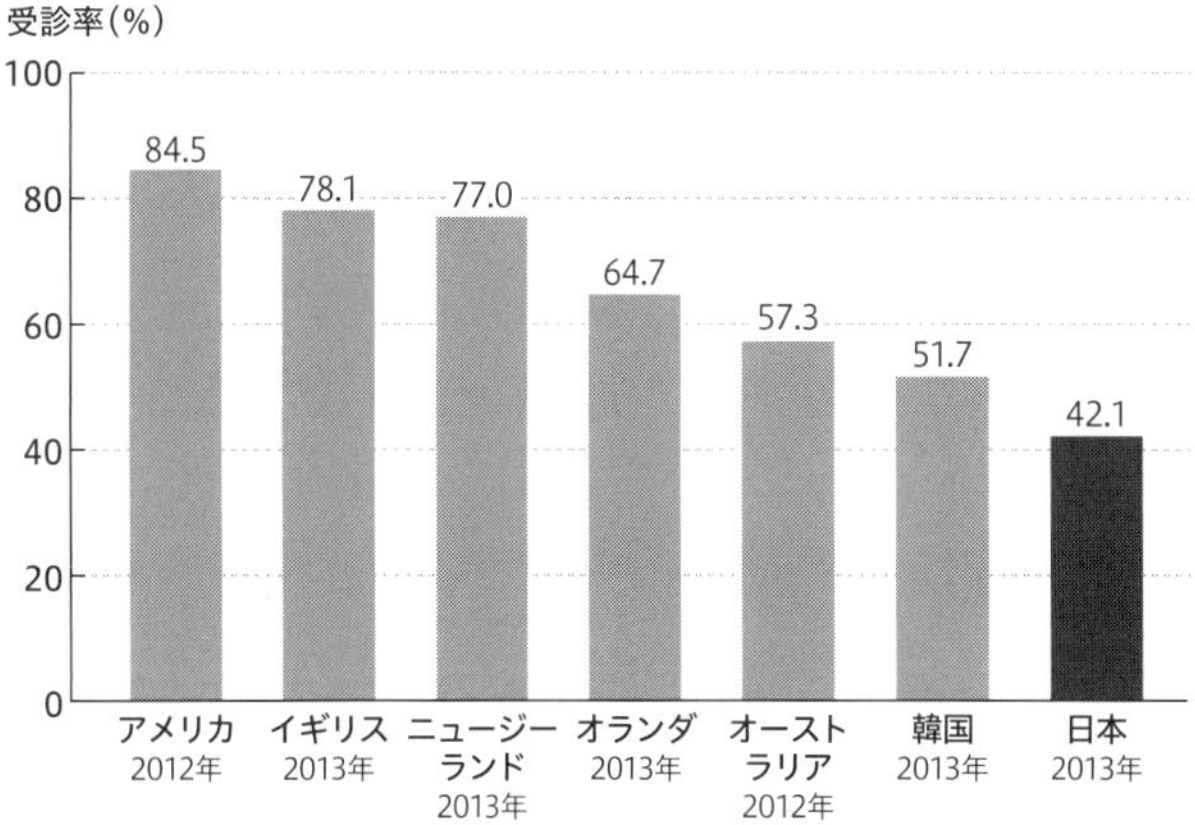

図2 子宮頸がん検診受診率（20～69歳）

出典：日本医師会「知っておきたいがん検診　諸外国のがん検診データ」
（資料：OECD, OECD Health Data 2015, Nov 2015.）

それなのに、なぜ検診を受けないのでしょうか？

「はじめに」でも少し触れましたが、その理由の1位は、「受ける時間がないから」（30・6％）、2位が「健康状態に自信があり、必要性を感じないから」（29・2％）、3位が「必要なときはいつでも医療機関を受診できるから」（23・7％）です（図3）。

3位の「必要なときはいつでも医療機関を受診できるから」とは、「必要があれば医療機関に行くけれど、必要がなければ行かない」ということであり、2位の「必要性を感じないから検診を受けない」とほぼ同義と言っていいでしょう。

要するに、「がんは怖いけれど、時間もないし必要性も感じないから、検診は受けない」のです。

くり返しになりますが、これまでのがん検診は、2次スクリーニング検査や精密検査しかありませんでした。そのため、時間がかかる上に心身の負担が大きく、検査できるがん種も少なく、自覚症状がない段階で受ける気にはなれなかったのです。そして、その結果、検診受診率が低迷し、がんが早期発見・早期治療できず、がんで亡くなる人も減らなかったのです。

これが、これまでのがん検診の実態と問題点でした。

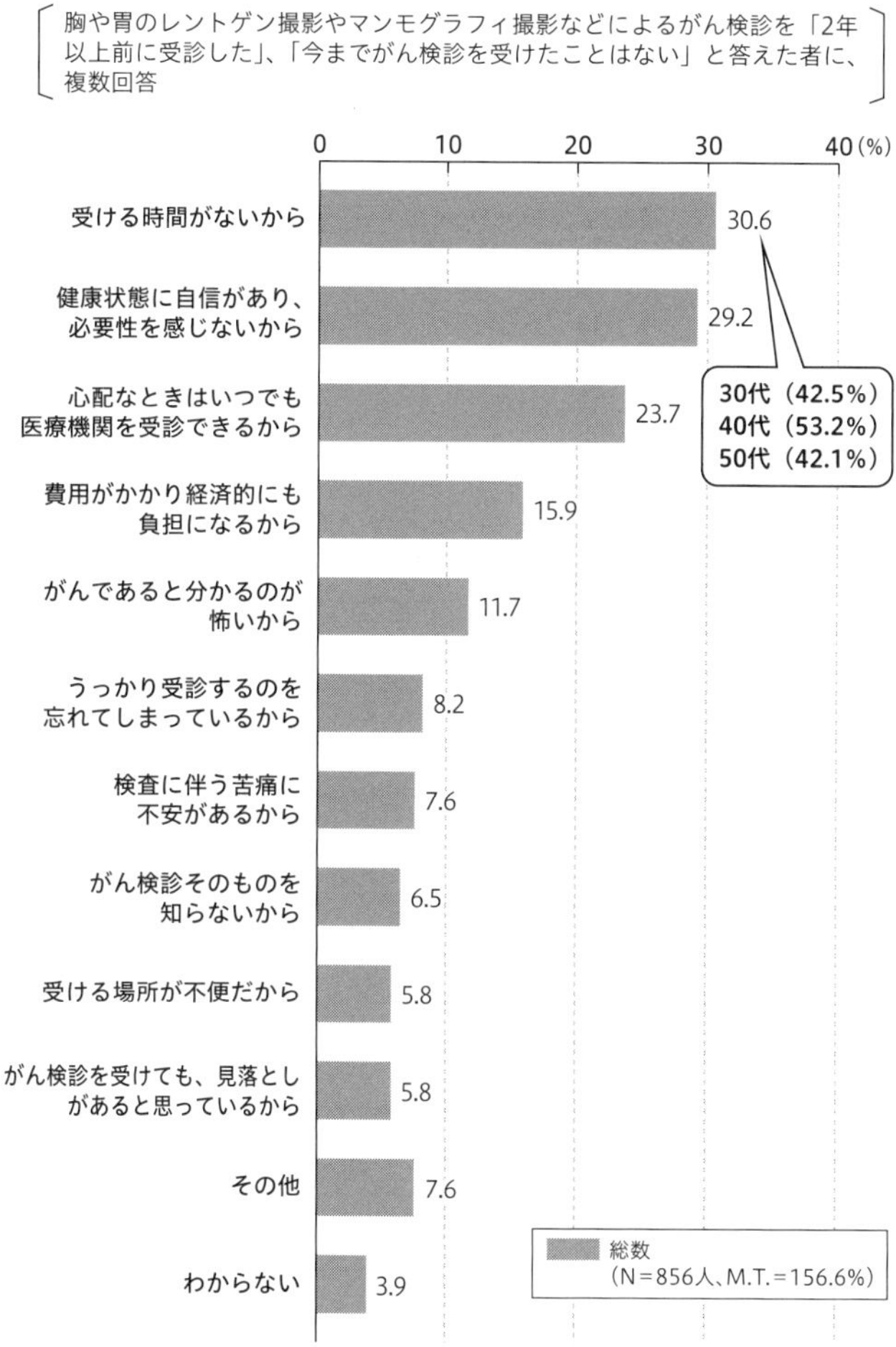

図3 **がん検診を受けない理由**

出典:『がん対策に関する世論調査』の概要(平成29年1月)内閣府政府広報室

しかし、「簡便・高精度・安価・早期発見が可能・苦痛がない・全身網羅的」という1次スクリーニングに適した条件を満たすN－NOSEが実用化されることで、この状況が変わるであろうことは明白です。

職場や自治体の健康診断のついでに、時間も手間もかけることなく「がんのリスク」を高精度で調べることができる。そうなれば、2次スクリーニング検査や精密検査も、受ける気持ちになるでしょう。

自覚症状がない早期がんの段階で治療を開始することが可能になり、がんで亡くなる人が減るのです。

第2章

なぜ、線虫だったのか

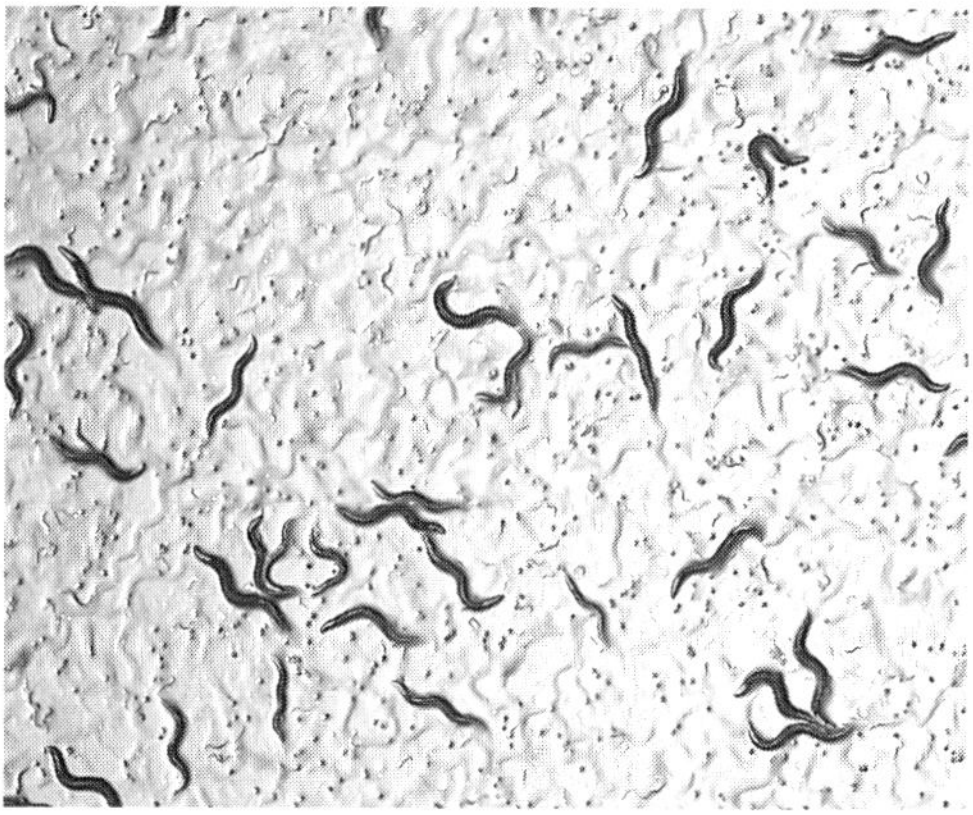

地球上で最も種類の多い生物

（1）そもそも線虫とはどのような生物か

①世界に1億種とも言われる最大の種

◆いったい何種類いるのか、誰にもわからない

「線虫がん検査」と聞いたとき、大多数の人は「線虫って何？」と思い、次いで「なぜ線虫？」と思ったのではないでしょうか。

線虫がん検査が注目を浴び、テレビや新聞、雑誌、講演会などで話す機会が増えましたが、その際によくあるのが「線虫愛を語ってください」というリクエストです。その場では空気を読んで、「線虫を愛してます」などと言ってしまうのですが、もちろん線虫を愛していた

から研究を続けてきたわけではありません。いや、愛していないわけでもないのですが、「愛している」という一言では言い尽くせない思いがあります。

どちらに動くか、息を詰めて見守っているときの緊張感。こちらの思った通りに動いてくれないときの焦りと逡巡《しゅんじゅん》。そして、予想通りの反応が返ってきたときの安堵《あんど》と喜び。……長年ともに暮らす連れ合いのようなもの、と言えばいいでしょうか。


それはともかく、線虫とはいったい何か、です。

線虫とは、学術的に言えば、線形動物門に属する動物の総称です。体は細長く、昆虫のような体節や触手や足はなく、目もありません。土壌中にいて根菜類に被害をもたらすネグサレセンチュウのように1ミリ以下のものもいれば、人に寄生するカイチュウのように20〜30センチのものもいるなど、サイズはさまざまです。

その種類は、一説には1億種以上とも言われています。それが事実なら、５００万〜１０００万種と言われる昆虫をはるかに上回り、地球上で最も種類の多い生物ということになります。研究が進むにつれてどんどん新種が発見されるため、新種が発見されても誰も驚きませんし、全部で何種類いるのか誰にもわからないのです。

ところで、「線虫の研究者」というと「線虫学」の研究者だと思われることが多いのですが、私は線虫学の研究者ではありません。線虫学とは線虫そのもの、中でも人や家畜、農作物などに害を及ぼす〝寄生性の線虫〟の生態や駆除法などを研究する学問です。

それに対して、私が行なってきたのは、生物のメカニズムを解明するための研究です。別の言葉で言えば、線虫の駆除法などが応用研究であるのに対して、普遍的な生命現象を明らかにするためのものが基礎研究で、私がしてきたのは後者です。一目で役立つことがわかる応用研究に対して、何をやっているのかわからないのが基礎研究ですから、知られていないのも無理はありませんが、カッコよく言えば「線虫を通して生命そのものを研究してきた」のです。

◆「寄生性」の有害線虫が有名だが、多いのは「自活性」

寄生性の線虫という言葉が出ましたが、「線虫って何?」と聞かれたときにいちばんわかりやすい例といえば、寄生性線虫であるカイチュウやギョウチュウでしょう。今では世界一清潔な国と言われる日本ですが、つい最近まで日本でもこれらの寄生虫はおなじみで、よく知られていたからです。

お尻にセロハンをペタンと貼るギョウチュウ検査は、小学校低学年の児童を対象に、１９５８（昭和33）年以来、50年以上にわたって続けられてきました。ちなみにこのギョウチュウ検査は、感染者が激減したために、九州の一部を除いて２０１５年度で廃止されました。

以下、よく知られた寄生性線虫を簡単に紹介しておきましょう。

ギョウチュウ

体長２～10ミリで、人では主に盲腸に寄生する。寿命は約２か月。雌雄異体で、睡眠中に肛門付近で産卵する。その際に痒《かゆ》みが生じるため、掻《か》いた手指に卵が付着して拡散する。日本の小学生の感染率は30％から０・２％に激減。

カイチュウ

体長20～30センチで、哺乳類の小腸に寄生し、毒素を出して体調を悪化させる。寿命は２～４年。雌雄異体で、雌は１日に最大25万個の卵を産む。卵は糞便《ふんべん》として体外に出て、人糞《じんぷん》で育てられた野菜などから口に入り、寄生する。初め小腸に寄生し、そのあと体内を回り、最終的に小腸にたどり着いて成虫になることから、カイチュウ（回虫）という名前がついた。日本人の感染率は50％から0・02％へと激減した。

回虫の名前の由来を聞いて想像するとゾッとしますね。

アニサキス

体長2～3センチ、魚介類に寄生した幼虫を食べると、激しい腹痛や吐き気をともなう食中毒（アニサキス症）を引き起こすが、人の体内では成虫にならない。最終宿主はイルカやクジラなどの海生哺乳類で、これらの腸管の中で成虫になる。排泄物とともに海中に放出された卵が、オキアミなどに寄生して幼虫となり、それらを食べた魚やイカなどの内臓にさらに寄生する。アニサキス症は近年急増していて、２０１８年には４７８件と前年（２４２件）の約2倍に増え、ニワトリなどにいる細菌カンピロバクターを抜いて食中毒の原因として1位になった。

アニサキス症は時々ニュースになるので、聞いたことがあるかもしれません。アニサキスを誤って食べた人が救急車で運ばれるニュースです。そのため人間に寄生する線虫だと思われがちですが、じつは海洋動物に寄生する線虫です。人間の体内では増殖できません。そういう意味では、人間に食べられたアニサキスもいい迷惑かもしれません。

マツノザイセンチュウ

体長1ミリで雌雄異体、松に寄生する。寄生された松はすべて枯れる。マツノマダラカミキリに乗って松から松へと移動するため、松林が壊滅する原因となる。マツノザイセンチュウへの抵抗性のある松の創出（品種改良）や薬剤散布などさまざまな駆除法が試されているが、現状では決め手となるものがない。

抵抗性松を作るのには何十年もかかりますが、線虫の進化はもっと速いため、松ができた頃には効果がない線虫が生まれていることも。薬剤散布は他の生物や人間にも影響を与えるため使用に制限があります。最終抵抗策として「松をあきらめて他の木を植える」案が挙げられているのを見たときはひっくり返ってしまいました。日本人として笑えない事態になっているようです。

ジャガイモシストセンチュウ

シストとは雌の成虫の体が変化したもので、直径0・2～0・6ミリの球形。中には数百個の卵が入っている。主にジャガイモに寄生して発育不良を引き起こす。シストは土壌中で10年以上生存し、しかもこの状態では駆除が難しい。近年、孵化《ふか》促進物質を用いてシストから卵を人工的に孵化させ、寄生植物のない状態で餓死させる方法が研究されている。

農作物に被害を及ぼす線虫は、ほかにダイズシストセンチュウ、ネコブセンチュウ、ネグサレセンチュウ、イネシンガレセンチュウなど。

こうして書き出してみるといかにも凶悪な印象で、「こんな生物を愛しているなんて、どうかしているんじゃないの?」という感じですが(いえ、愛しているわけでは……)、寄生性の有害線虫は、じつは少数派なのです。

線虫全体としては、土壌中や海中にいて細菌などの微生物を食べている〝自活性の線虫〟が圧倒的に多いと考えられており、私が研究している「*C. elegans*(シー・エレガンス)」も、自活性の線虫です。

②ノーベル賞も生んだ、モデル生物「*C. elegans*」

◆過去3回のノーベル賞を生んだ縁の下の力持ち

N-NOSEに用いる線虫シー・エレガンスは、自活性線虫の一種です。「線虫がん検査」というと、寄生性線虫を思い浮かべて、「寄生虫ががんを見つけるのですか?」とか、「線虫を体内に入れたら、がん細胞を食べてくれますか?」などと聞かれることがありますが、そういうことではありません。

シー・エレガンスは土壌中にいる線虫で、モデル生物としてさまざまな研究に使われています。モデル生物とは、普遍的な生命現象を解明するための研究に用いられる生物のことで、代表的なものにマウスやショウジョウバエ、酵母、大腸菌などがあります。

マウスやショウジョウバエと違ってほとんど知られていませんが、線虫も代表的なモデル生物の一つで、線虫を用いた研究が、なんと過去3回ノーベル賞を受賞しています。

1回目は2002年。イギリスの生物学者シドニー・ブレンナーとジョン・サルストン、アメリカの生物学者ロバート・ホロヴィッツの3人が、ノーベル生理学・医学賞を受賞した研究「器官発生とアポトーシスの遺伝制御に関する発見をした成果」です。シドニー・ブレンナーは、シー・エレガンスの有用性に気づき、モデル生物として確立した人でもあります。

2回目が2006年。アメリカの生物学者アンドリュー・ファイアーとクレイグ・メローの2人が、ノーベル生理学・医学賞を受賞した研究「RNAiの発見」。

3回目が2008年。日本の生物学者下村脩《おさむ》、アメリカの化学者マーティン・チャルフィー、アメリカの生化学者ロジャー・Y・チエンが、ノーベル化学賞を受賞した研究「緑色蛍光タンパク質（GFP）の発見と開発」。

下村博士がノーベル賞を受賞した際のことは、覚えている方も多いでしょう。このときは博士の研究対象だったオワンクラゲが話題を集め、飼育していた水族館の入館者数が一気に増えたほどでした。

そのため日本では「オワンクラゲがノーベル賞をもたらした」というイメージですが、下村博士の発見を発展させたのは、じつは線虫でした。

まず、下村博士がオワンクラゲから緑色蛍光タンパク質（GFP）を発見。その後、別の研究者によってGFPの遺伝子が特定、分離されました。そして、GFPの遺伝子をチャルフィー博士が線虫の神経細胞に組み込み、緑色に光らせることに成功。さらにチエン博士が、GFPをベースに青や黄、赤などさまざまな色の蛍光タンパク質を開発しました。

このことが何を意味するかというと、研究対象の細胞や遺伝子にGFP由来の蛍光タンパク質の遺伝子を組み込めば、その細胞やタンパク質を光らせたり、色分けしたりすることができるようになったということです。つまり、細胞や分子が活性化したり動いたりする様子を、光の強さや色の違いで観察できるようになり、生命現象をリアルタイムで見ることが可能になったのです。

この技術は瞬《またた》く間に広まって、今や生物学や生化学の研究になくてはならないものとなり、私もずいぶんお世話になりました。

のちほど詳しく述べますが、線虫が感知しているのが本当に匂いなのかどうかを調べる際には、線虫の嗅覚神経に蛍光タンパク質の遺伝子を組み込んで、匂いを感じて嗅覚神経が活性化した瞬間に、パッと色が変わることを確認しています。

◆雌雄同体、自家受精で、遺伝子はみんな同じ

モデル生物としては偉大なシー・エレガンスですが、体は小さく、はかない生き物です。成虫でも体長は約1ミリ、透明で、肉眼では白っぽい糸のように見えます。寿命は約20日で、卵から成虫になるまでは、気温20度で3〜4日（16度で約8日）。1匹の成虫が100〜300個の卵を産みます。体が透明なため生きたまま顕微鏡で体内を観察でき、世代交代が早く大量培養が可能なのです。

さらに、雌雄同体であり、自家受精で卵を産むため、掛け合わせの必要がなく、繁殖が容易。生まれるのはクローンですから、遺伝的な個体差もありません。

この個体差がないという点が、線虫がん検査において大事な特徴です。もしも遺伝的個体差があったとしたら、その差ががんの匂いを嗅ぎ分ける能力に影響するかどうかを調べなければなりませんし、その結果によっては線虫がん検査が成立しない可能性もあります。

じつは、シー・エレガンスは雌雄同体が大多数ですが、オスも0・2％程度の確率で生まれます。オスは雌雄同体の個体と交尾し、クローンでない子孫を残すため、自然に任せておくと、少しずつですが変異が生じるのです。このような仕組みがあるのは、環境の変化に対応し、絶滅を避けるためだと考えられます。

線虫がん検査では、１検体の検査にたくさんの線虫を使いますが、そこで使うのは雌雄同体の個体だけです。一度検査に使った線虫を再び使ったり、引き続き飼育することはありません。冷凍保存しておいた新鮮な線虫を使うため、遺伝子変異が蓄積した線虫を使うこともありません。

日本にも自然界にシー・エレガンスがいますが、シドニー・ブレンナーがイギリスで採取し、モデル生物として確立したシー・エレガンスとは遺伝子が微妙に異なります。したがって、研究に使うのは日本のシー・エレガンスではなく、アメリカのストックセンターから分配されるシー・エレガンス（野生型、またはN２と呼びます）となります。

みなさんは人間を凍結保存しておくと未来に生き返り……、といったドラマや映画を見たことがあるのではないでしょうか？　もちろん人間ではそういうことはできません。しかし、シー・エレガンスは凍結保存しておくと10年先、20年先でも生き返ります。

これの何が良いかというと、一つには、生物を絶やさずずっと飼い続けるのは大変ですが

（休日もありません）、その必要がないこと。もう一つは、ずっと飼い続けていることによって起こる遺伝子の自然変異を防ぐことができることです。

「線虫をずっと飼っていると、線虫の性質が変わりませんか?」という質問をよく受けますが、「遺伝的に純血の種を凍結保存できるので、その心配はありません」と答えることができます。

また、基本となる個体の群れ（株）を凍結保存しておくことで、世界中の研究者が遺伝子のまったく同じシー・エレガンスを使うことができます。このこともモデル生物としての優れた点で、世界中の研究者が同じ線虫を使うことで、知識を共有し、効率よく研究を進めることができるのです。

飼育方法は簡単で、シャーレの中の寒天培地（寒天で作った培養のベース）の上に置き、餌《えさ》として大腸菌を与えておくと、どんどん増えます。そのため餌代も非常に安価に済みます。ただし温度管理だけは必要で、寒かったり暑かったりすると死んでしまいますし、シャーレから外に出た場合も乾燥して死んでしまいます。繊細で扱いが難しい面はありますが、逃がさないための防護施設などが必要ないという意味では、ありがたい特徴です。

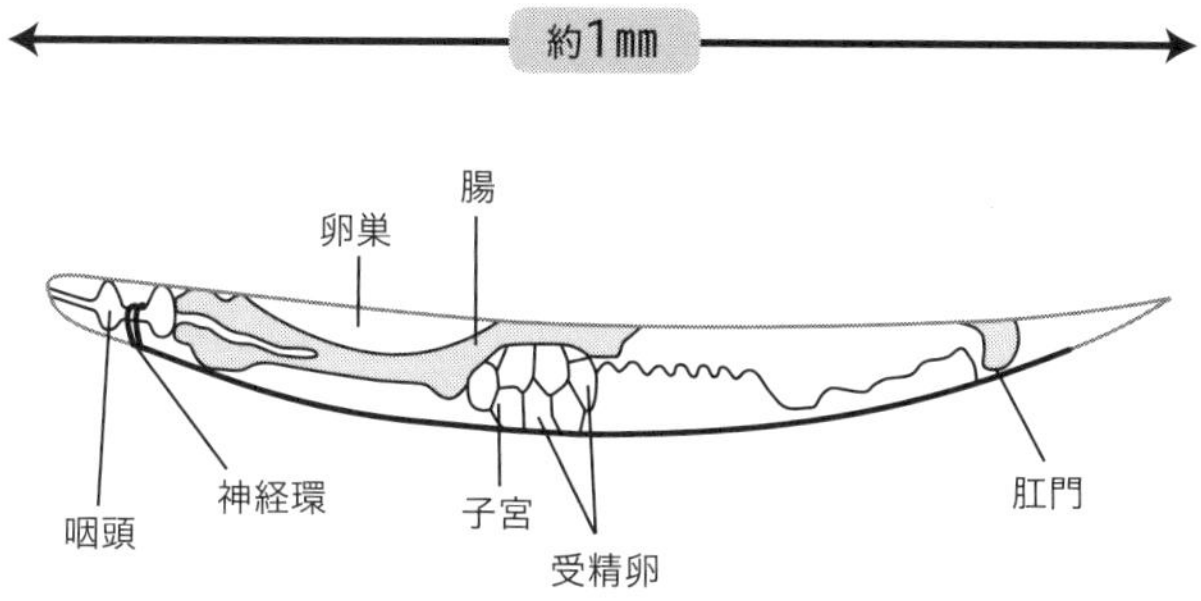

C.elegans（雌雄同体）の構造

図4　シー・エレガンスの体の構造

体の構造についても、簡単に述べておきましょう（**図4**）。シー・エレガンスは表皮、神経、筋肉、消化管、生殖巣を備えていて、神経細胞が集まった頭部の「神経環」と呼ばれる部分が脳の役割を果たしています。

体細胞の総数は、雌雄同体が959個、稀《まれ》に生まれる雄が1031個。神経細胞の数は302個で、そのうち嗅覚神経は5種10個です。

シー・エレガンスは、どの神経がどこにつながっているかすべて明らかになっていますし、卵から成虫になるまでの発生の過程も、全ゲノム（DNA上にある遺伝情報）配列も明らかになっています。

観察しやすく、扱いやすく、世代交代が早

く、安価に大量に培養できて、ゲノムサイズが小さく、遺伝子組み換えができるなど、モデル生物に適した特徴を数多く備えているために、世界中の研究者が線虫を研究し、さまざまなことがわかっているのです。

（2）どのように「N‐NOSE」は実現されたのか

①なぜ、機械でも犬でもなく、線虫なのか

◆3つの発想の転換が、線虫がん検査を実現した

線虫が見かけによらずすごい生物であることが、おわかりいただけたと思います。

ただし、モデル生物としての線虫のすごさが、そのままがん検査につながったわけではあ

りません。あとから振り返ればですが、「線虫」と「がん検査」がつながるには、3つの発想の転換が必要でした。

1つ目は、モデル生物としての線虫から、線虫の能力そのものを生かすことへの転換です。

線虫がん検査は、線虫の能力、具体的には鋭敏な嗅覚を活用していますが、私がこれを活用しようと考えついたのは、一つには大学院生の頃から一貫して線虫の嗅覚研究を行ない、線虫が鋭い嗅覚を持つことを知っていたからです。

ただし、線虫が鋭い嗅覚を持つことは、私に限らず、世界中に何万人もいる線虫の研究者ならば誰もが知っています。

ところが、誰一人として線虫の嗅覚そのものを活用しようとは考えませんでした。いったいなぜでしょうか？

おそらくそれは、モデル生物としての線虫があまりにも優れていたからだと思います。

人の嗅覚の仕組みを知るために、線虫の嗅覚を研究する。人の体に起こる現象を理解するために、線虫を研究する。普遍的な生命現象を解明するために、線虫を研究する。

線虫がモデル生物として確立された１９６０年代以来、何十年間にもわたってそのような利用法が当然だったために、線虫の能力そのものを活用しようという発想にならなかったのです。

私自身も、20年以上にわたって線虫を研究してきましたが、モデル生物としてしか見ていませんでした。

それがこのとき「線虫の嗅覚そのものを活用しよう」と発想できたのは、第3章で詳しく述べますが、研究室の運営資金を稼がなければならなかったからです。

当時、とある事情から、助教であるにもかかわらず自分の研究室を持ち、研究費を自前で調達しなければならなかった私は、線虫を使って何かできないかと始終考えていました。たとえば、線虫に嗅がせると寿命が延びる匂いや記憶力がよくなる匂いを突き止めて、それを実用化できないかといったことです（じつはこれ、いいところまでいきました）。

そんなある日、がん探知犬の研究をしている人と話す機会がありました。みなさんも、犬ががんの匂いを嗅ぎ分ける話を、テレビや新聞でご覧になったことがあるのではないでしょうか。

「へえ、犬がねえ」「まあ、犬は鼻がいいからね」などと思われたのではないかと推察しますが、私はこう思いました。「犬にできるなら、線虫にもできるに違いない」と。なぜならば、線虫は犬よりも「嗅覚受容体」の数が多いのです。

匂いは、匂い物質の分子を嗅覚神経にある嗅覚受容体が受け取り、電気信号に変換されて嗅覚神経を遡《さかのぼ》り、脳に伝わります。この匂いを受け取る嗅覚受容体が、犬は約８００種類であるのに対して、線虫は約１２００種類もあるのです。ちなみに人は約４００種類です。

というわけで、「線虫もがんの匂いを嗅ぎ分けられるに違いない」とひらめいた私は、早速実験に取り掛かりました。

発想の転換の**2つ目**は、機械による診断から生物診断への転換です。

生物の能力を活用してがんの有無を判定することは、私にとっては発想の転換というよりは自然な流れでしたが、もしも私が医師だったとしたら、ありえないことだったと思います。医学的検査といえば精密機器を使うのが当然ですし、犬まではなんとかイメージできても、芥子粒《けしつぶ》のように頼りない生物でがん検査をするなどとは、想像もできないし信用もできなかったはずです。

しかし私は医師ではありませんから、「これはおもしろそうだ」「きっとできるに違いない」という発想で研究を始めることができました。医師ではなく生物学者であるからこそ、

「機械で生物の嗅覚を再現するのは不可能」と言われるほど生物には素晴らしい嗅覚が備わっていること、生物に匹敵するほど高性能な匂いセンサーを作ろうとしたら途方もないお金と時間と労力がかかってしまうであろうことを、深く理解していたのです。

高性能な匂いセンサーとは、「感度」と「選択性」の2つがともに高いことを意味します。「感度」とは、そこにあるものを「ある」と判定する能力です。したがって、匂いの感度が高いとは、微《かす》かな匂いでも嗅げること。言い換えれば、匂い物質が非常に微量であっても検知できることです。

「選択性」とは、多くの情報の中から、特定の情報だけを拾い出す能力をさします。匂いの選択性とは、種々雑多な匂いの中から目的の匂いだけを嗅ぎ分ける能力です。

この感度と選択性が、生物の嗅覚には自然に備わっています。そのため線虫や犬は、尿というさまざまな匂い物質が溶け込んだ液体の中から、ごく微量のがんの匂いを嗅ぎ分けることができます。

ところが機械では、ごく微量の匂い物質を検出しようとして感度を上げると、そのほかの匂い物質も同時に拾ってしまい、目的の匂いだけを拾い出せないのです。

もちろん、生物の嗅覚とまではいかなくとも、感度と選択性がともに高い機械を作ることはできるかもしれません。ただ、そのような機械を作った場合には非常に高価でしょうから、その機械を利用して行なう検査も高額になります。1回何十万円もするような検査になってしまい、作ったはいいけれど誰も受けられない、という結果になる可能性が高いのです。

ところで、よく質問されることの一つに、「検査にＡＩを使ったらどうなるんですか？」があります。「ＡＩを使ったら問題の正答率が90％になった」というような報道がしばしばあるからでしょう。みなさんは、どう思いますか？

ＡＩがあるのとないのとでは、あった方が、いろいろな情報を効率よく処理できるという意味では、いいと思います。ただし、いくらＡＩが優れていても、検知するのはセンサーですから、センサーがよくなければ意味がありません。８Ｋテレビを買っても、番組自体が８Ｋで撮影されていなければ、高精細な画像にならないのと同じです。

◆線虫は餌の匂いに近寄り、敵の匂いから遠ざかる

線虫は匂いに対する感度と選択性が優れているわけですが、それだけではがん検査には使えません。どんなに微量のがんの匂いを嗅ぎ分けられても、「がんの匂いがする」と私たち

に伝えることができなければ、どうしようもないのです。

この点においても線虫は、ありがたい特性を備えています。匂いに好き嫌いがあって（これを匂いの嗜好性《しこうせい》と呼びます）、好きな匂いには近寄って行き、嫌いな匂いからは遠ざかるのです。線虫には目も耳もありませんから、周囲の状況を匂いで判断していて、餌の匂いがする方に寄って行き、敵の匂いがする方から遠ざかるのでしょう。

これを「走性行動」と呼びますが、走性行動をとる生物は線虫に限りません。たとえば昆虫が灯りに向かって飛んでいくのも走性行動の一種で、「走光性」と呼びます。線虫のように匂い物質に寄って行く走性は「走化性」です。

匂いに対する嗜好性、すなわち線虫がその匂いをどの程度好きか嫌いかは、「走性インデックス」を測ることでわかります。左の図（**図5**）で説明しましょう。

まず、シャーレの中央に線虫を、片端に調べたい匂い物質を置きます。尿の場合は、尿を1滴垂らします。すると線虫が動き出し、好きな匂いの場合は中央から匂い物質寄り（Aエリア）に、嫌いな匂いの場合は反対方向（Bエリア）に移動します。一定時間後に、それぞれのエリアにいる線虫の数を数えます。

Aエリアにいる線虫の数からBエリアにいる線虫の数を引き、それを線虫の総数で割った

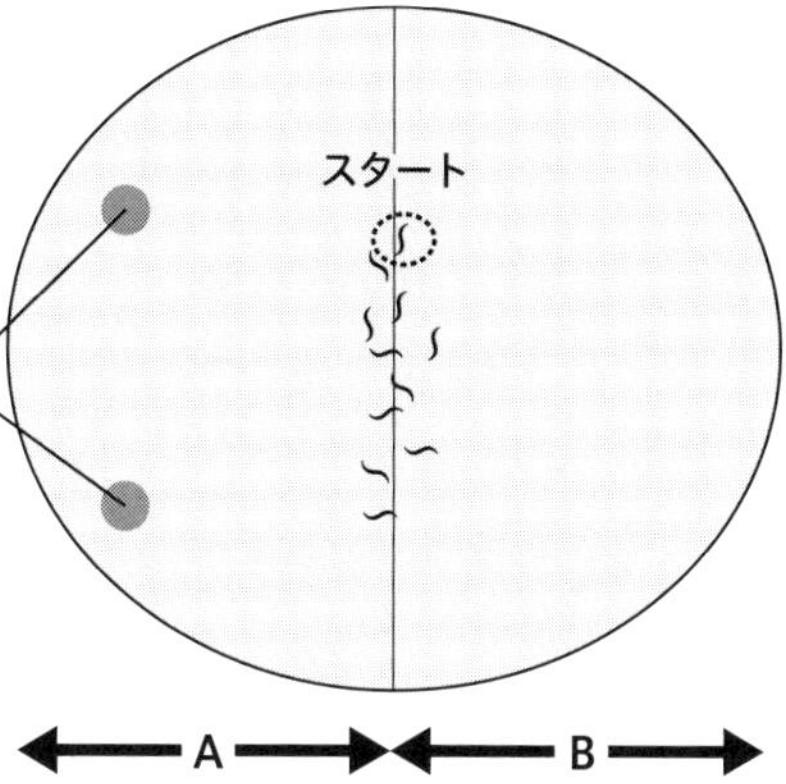

$$\text{走性インデックス} = \frac{N(A)-N(B)}{\text{総数}}$$

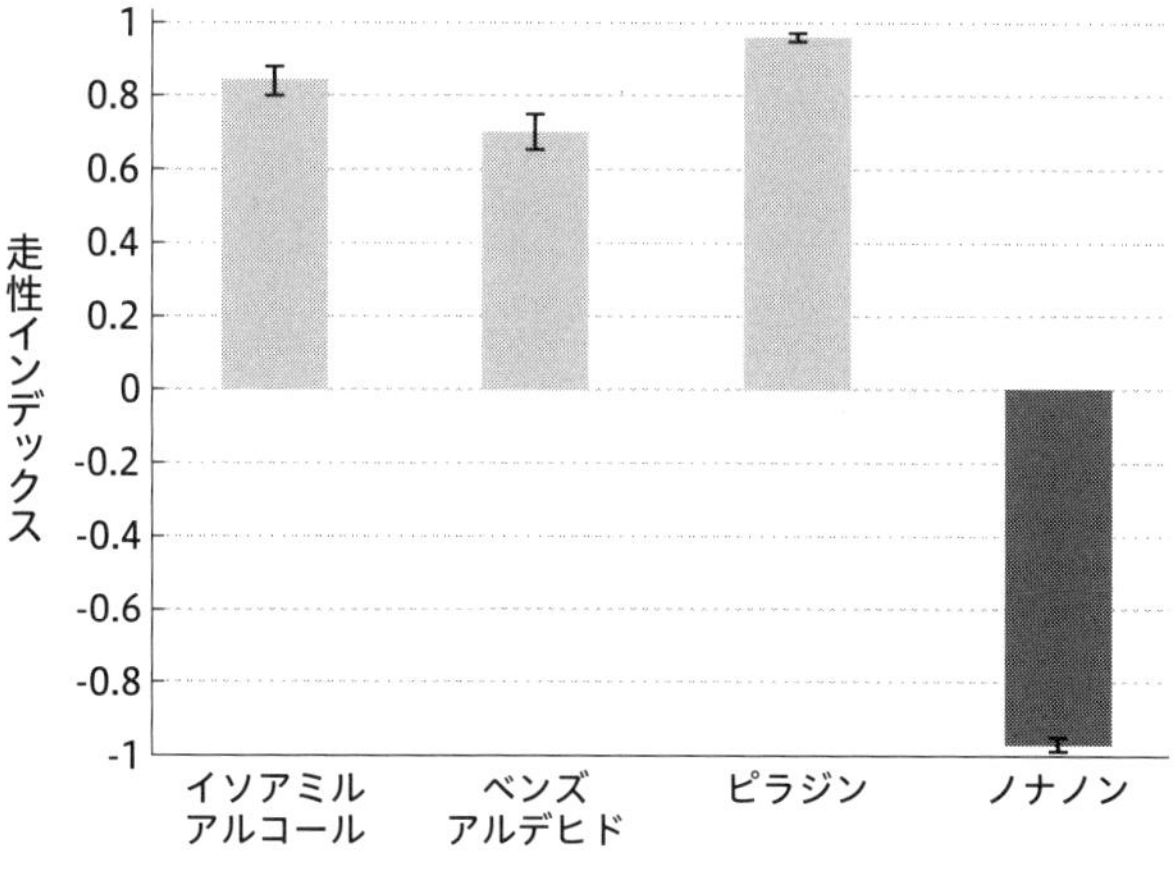

図5 線虫の「匂いの好き嫌い」の測り方

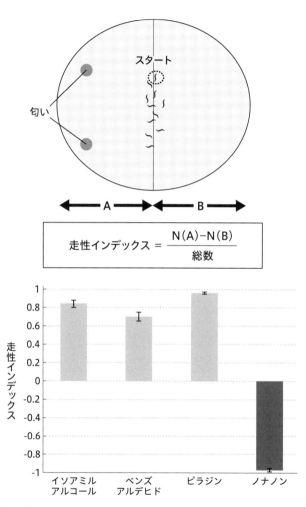

割合が、走性インデックスです。

仮に線虫が全部で100匹、そのうちAエリアに移動したのが80匹、Bエリアに移動したのが20匹とします。すると走性インデックスは、(80－20)÷100＝0.6です。

100匹全部がAエリアに移動すれば、走性インデックスは1。100匹全部がBエリアに移動すれば、走性インデックスはマイナス1。50対50に分かれれば走性インデックスは0で、嗜好性なしです。

したがって、走性インデックスがプラスならば、線虫はその匂いが好き。マイナスならば嫌い。1またはマイナス1に近いほど、好きまたは嫌いの度合いが強いということです。

ちなみに、走性インデックスがマイナス1に近い、すなわち線虫が大嫌いな「ノナノン」は、牛乳を加熱したときに出る匂いや、ブルーチーズの匂いです。

②線虫が「がんの匂いに反応する」ことを証明する

◆線虫はがんの匂いに反応しているのか？

「犬ががんの匂いを嗅ぎ分けられるなら、線虫も嗅ぎ分けられるに違いない」と思った私は、早速実験に取り掛かりました。線虫に匂いの嗜好性があることはわかっていましたから、まずは「がん細胞の分泌物」を使って、走性インデックスを測ってみたのです。

正確に言えば、シャーレでがん細胞を培養し、培養したがん細胞を取り除き、そのあとに残ったがん細胞の分泌物を含む培養液を使いました。シャーレの端にがん細胞分泌物を含む培養液を垂らし、真ん中に数十匹の線虫を置いて動きを観察したのです。すると線虫は、がん細胞の分泌物に寄って行きました。

同時に行なった、正常細胞の分泌物を含む培養液に対する実験では、線虫は遠ざかりました。どうやら線虫は、がん細胞の分泌物が好きで、正常細胞の分泌物が嫌いなようです。

しかしこれだけでは、線虫が匂いに反応しているのかどうかはわかりません。線虫には味覚もあるからです。そこで今度は、「*odr-3*」という遺伝子を壊した線虫「*odr-3*変異体」で、同様の実験をしました。

*odr-3*とは、匂いを感じてから嗅覚神経が活性化するまでのメインルート上で、最も重要な役割を果たす分子を作る遺伝子です。こういうと小難しいのですが、要するに*odr-3*を破壊すると嗅覚に異常を生じます。そこで*odr-3*変異体を使ってがん細胞の分泌物に対する走性を見たのです。

その結果、線虫はまさに、がん細胞の分泌物の「匂いを感じている」ことがわかりました。野生型（スタンダード）と*odr-3*変異体それぞれのシャーレに、同じがん細胞分泌物を含む培養液を垂らし、どう動くかを観察したところ、野生型は近寄り、*odr-3*変異体は遠ざかったのです。嗅覚に異常がある線虫は行動が変わったわけで、このことから線虫が感じているのは匂いだとわかりました。

しかしこれだけでは、線虫が人由来の物質に反応するかどうかはわかりません。そこで今度は、同一人物のがん組織と正常組織に対する反応を調べることにしました。

結果は、がん組織には近寄り、正常組織からは遠ざかりました。

どうやら線虫は、人が嫌いでがんが好きなようです。人が自分たちの生存を脅かす存在であることを、知っているのかもしれません。それはともかく、線虫が人由来の物質も嗅ぎ分けることがわかったわけです。

しかしこれだけでは、検査には使えません。検査では、がん組織そのものを調べるわけではないからです。

そこで今度は、検査で採取する物質、人の血液と尿に対する反応を見ることにしました。

◆尿を濃縮するべきか、希釈するべきか

そろそろ繰り返しに飽きてきたのではありませんか？

テレビや新聞の報道を見た方は、「線虫が尿に近寄って行ったんだ。ふーん」と思われたのではないでしょうか。しかしもちろん、「線虫ががん患者の尿に近寄って行きました」というだけでは論文になりません。尿にたどり着く前にも、たどり着いたあとにも、実際には飽きるほど延々と、「これで○○はわかりました。しかしこれでは××かどうかはわかりません。そこで～」と、証明実験が続きます。一つの事象を証明するには、先端技術を駆使し

て、ありとあらゆる証明をしなければならないのです。

というわけで、まだ続きがあります。

検査として線虫を使うには、人の血液や尿などの検体で、がんがあるかどうかを嗅ぎ分けられなければなりません。

そこでまず、血液に対する反応を見ることにしました。が、これがうまくいきません。

そこで血液は早々にあきらめ、尿に切り替えました。あとで聞いたのですが、がん探知犬も血液は苦手だそうです。血液特有の匂いが邪魔をするのかもしれません。

尿に切り替えて、初めは原液を使いました。がん患者の尿と健常者の尿を使い、それぞれ線虫の走性を調べたのです。

ところが、がん細胞の分泌物やがん組織には近寄って行った線虫が、がん患者の尿には近寄って行かないのです。近寄って行かないどころか、むしろ遠ざかっています。健常者の尿からも遠ざかっています。

これでは、がんがあるかないかを判定することができません。いったいどうすればいいでしょうか？

突然ですが、みなさんは大便の匂いが好きですか？

なかには「好き」という人がいるかもしれませんが、大多数の人は嫌いだと思います。そして、そんなことをする人がいるかどうかわかりませんが、大便の匂いを再現するときには、インドールという物質を使います。

インドールをそのまま、もしくは高濃度（濃度10％以上）で嗅ぐと、まさしく大便の匂いがするのです。ところが、同じインドールをどんどん薄めていくと、いい匂いに変わります。濃度が1万分の1以下になると、ジャスミンの匂いがするのです。

この現象はよく知られていますが、なぜそうなるのかは謎でした。

線虫の嗅覚を研究していた私は、この「同じ匂いなのに濃度が変わると感じ方が違う」という現象に興味を持ち、線虫で研究することにしました。線虫にも同様の現象があるなら、線虫をモデルにして研究すれば、人の嗅覚の秘密に迫れるかもしれないと思ったのです。

というのも、嗅覚神経上にあって匂い物質を受け取る「嗅覚受容体」の構造が、線虫と哺乳類はともに「7回膜貫通型Gタンパク質共役型」であり、類似しているのです。

線虫の嗅覚の研究では、アメリカにノーベル賞候補と目される大御所の研究者（ロックフエラー大学のコーネリア・バーグマン教授）がいて、彼女のグループがさまざまなことを解明しています。彼女たちは、線虫が匂いをどのように識別しているかといった、いわば嗅覚の王道の研究をしていますから、私がたった一人でそこに切り込んでも歯が立ちません。

そこで私は、彼女たちが研究しないであろう、ニッチでおもしろいことを見つけては研究していたのです。匂いの濃度による嗜好性の変化もその一つです。

結果は、線虫も人と同様の反応を示しました。同じ匂いなのに濃度が高いと遠ざかり、低いと近寄って行ったのです。

この研究があったために、私は尿を「薄めよう」と考えました。希釈すればいいのではないかとピンときたわけです。これが**3つ目**の発想の転換でした。

通常であれば、このような場合は尿を濃縮しようと考えると思います。がん細胞から分泌された物質は、血液に乗って体中をめぐり、腎臓で濾過《ろか》されて、ほかの老廃物とともに尿となって排出されます。尿に含まれる〝がんの匂い〟は、ごく微量のはずだからです。

しかし私は薄めました。結果は大正解。ちょうど10倍に希釈したところで、結果がきれいに分かれました。線虫はがん患者の尿に近寄って行き、健常者の尿からは遠ざかったのです。

それが次のグラフ（**図6**）です。

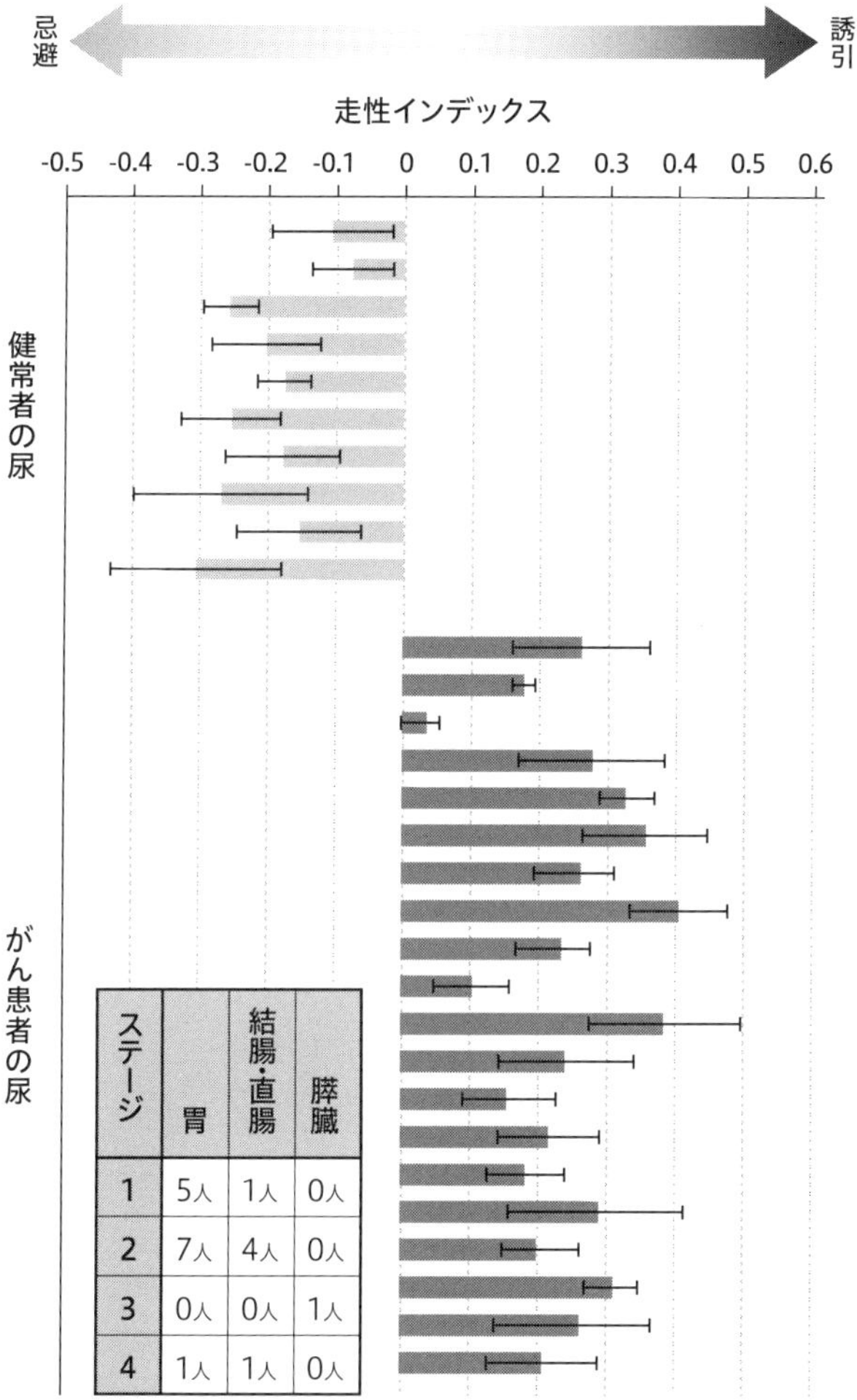

ステージ	胃	結腸・直腸	膵臓
1	5人	1人	0人
2	7人	4人	0人
3	0人	0人	1人
4	1人	1人	0人

図6 尿を薄めたときの線虫の反応

このときに調べたのは、がん患者20人の尿と健常者10人の尿です。線虫の反応は、がん患者20人全員の尿に近寄り、健常者10人全員の尿から遠ざかるというものでした。感度１００%、特異度１００%という驚異的な結果です。

さらに、がんのステージと人数（グラフ中の左下の表）を見ていただくとわかるとおり、線虫はステージ１のがんにも反応していますし、がんの種類にも関係なく反応しています。

私は驚きました。「もしかして、ものすごいことを発見したんじゃないだろうか?」と思ったのです。

◆それは本当にがんの〝匂い〟なのか

このあとは、またしても証明実験です。「ものすごいこと」かどうかは、誰がどこから見てもケチをつけられない、いえ、納得できるように、ありとあらゆる証明実験をクリアしてからの話です。

まず、線虫が反応しているのが本当に〝匂い〟かどうかです。「その実験は前にもやったのでは?」と思ったかもしれませんね。しかし、ダメなのです。がん細胞の分泌物と人間の

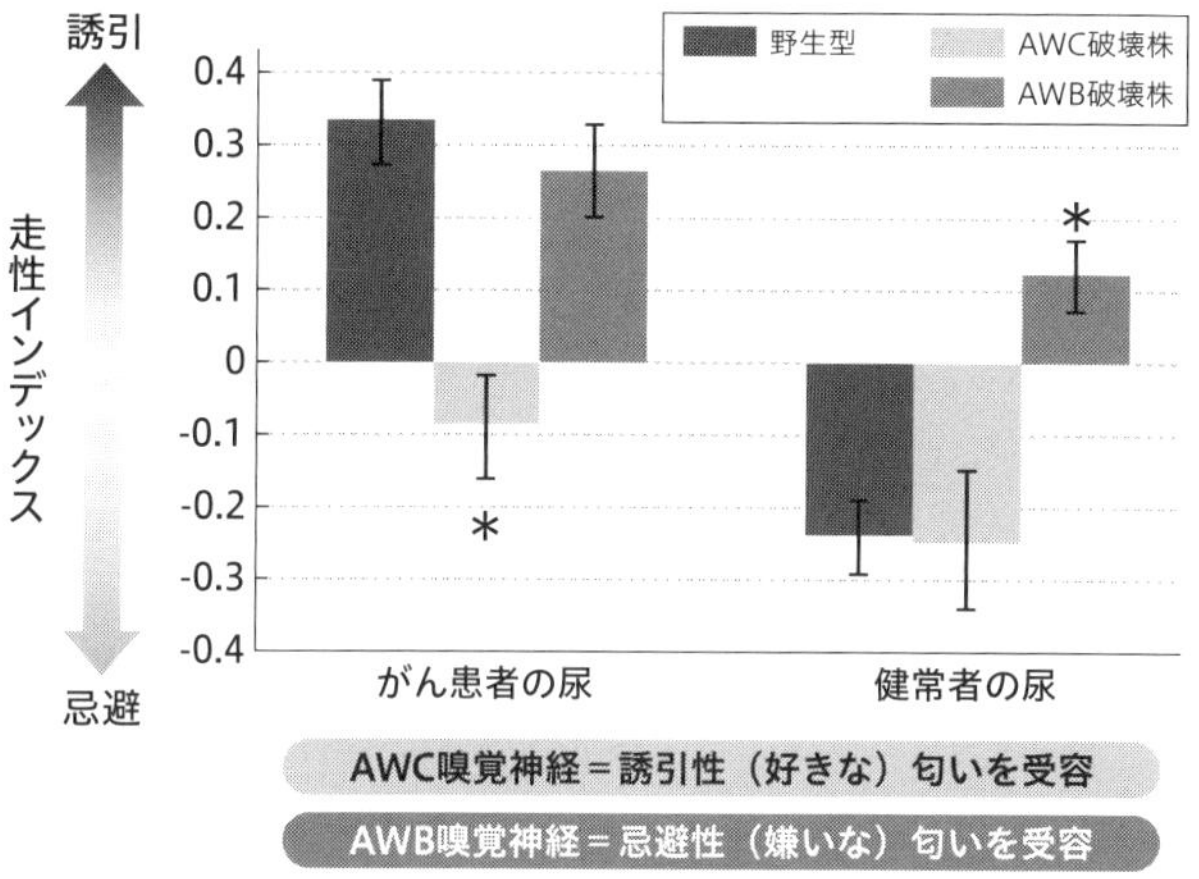

図7 嗅覚神経（AWC、AWB）を破壊した線虫の走性

尿は違うものだからです。

今回は、嗅覚に異常を生じた*odr-3*変異体ではなく、嗅覚神経そのものを破壊した線虫を用いることにしました。匂いであることを、より厳密に証明するためです。

線虫は、好きな匂いに反応する嗅覚神経と、嫌いな匂いに反応する嗅覚神経が異なっています。そこで、好きな匂いに反応する嗅覚神経（AWC）を破壊した線虫と、嫌いな匂いに反応する嗅覚神経（AWB）を破壊した線虫をそれぞれ作り、自家受精で増やし、がん患者の尿と健常者の尿に対する走性を調べることにしたのです。

その結果が上のグラフ（**図7**）です。

AWCを破壊した線虫は、好きなはずのが

ん患者の尿に近寄りませんでした。がん患者の尿に対して、ＡＷＣ破壊株だけ走性インデックスがマイナスになっているのはそのためです。ＡＷＢを破壊した線虫は、嫌いなはずの健常者の尿から遠ざかりませんでした。健常者の尿に対して、ＡＷＢ破壊株だけ走性インデックスがプラスになっているのはそのためです。

これらのことから、線虫が感じているのは匂いであること、そしてがん患者の尿の匂いには好きな匂いを感じる嗅覚神経（ＡＷＣ）が、健常者の尿の匂いには嫌いな匂いを感じる嗅覚神経（ＡＷＢ）が、それぞれ反応していることが証明できました。

ところでみなさんは、「特定の嗅覚神経を破壊する」とは、どのような方法によってだと思いますか？

こう尋ねると「レーザーで」と答える人が多いのですが、違います。体長１ミリの線虫の、しかも１本の嗅覚神経にレーザーを当てるのは、ものすごく手先が器用な人でも困難でしょう。

このような作業はすべて、遺伝子操作によって行ないます。アポトーシス（細胞死）を引き起こす遺伝子を目的の細胞に組み込んでおくと、次の世代からはその細胞が機能しない線虫になるのです。

さらに、アポトーシスを引き起こす遺伝子と同時に、線虫の体を光らせる遺伝子も組み込みます。ノーベル賞の下村脩博士のところで登場した蛍光タンパク質の遺伝子です。すると次の世代から線虫の体が光るようになり、遺伝子を改変した線虫を一目でほかの線虫と区別することができます。

話がそれましたが、さらに証明実験は続きます。

線虫の嗅覚神経が、がん患者の尿の匂いに反応して活性化することを、カルシウムイメージング（カルシウム濃度変化の可視化）によって証明したのです。

神経は、活性化するとその中のカルシウム濃度が高くなります。一方、カルシウムと反応して蛍光の強度が変化する物質があります。これも、下村脩博士のところで登場した蛍光タンパク質の応用です。

遺伝子操作によって、この物質を線虫の嗅覚神経に組み込みます。すると、匂いを感じて嗅覚神経が活性化したとたん、蛍光強度が変化して明るくなるのです。

私はこの技術を使って作った線虫に、がん患者の尿をかけてみました。すると、嗅覚神経に組み込んだ蛍光物質が、パッと明るくなったのがはっきりわかりました（もちろん動画で撮影してあります）。これで線虫ががん患者の尿の匂いに反応していることは疑いありません。

次は精度です。検体数をもっと増やして、精度をきちんと出さなければなりません。

◆感度95％は、高いのか低いのか？

ここまでは、がん患者20人、健常者10人の尿で証明実験を行なってきましたが、この段階で「感度１００％、特異度１００％とは、なんてすごい結果なんだ！」と、有頂天になって論文を書いてしまってはいけません。中にはたった1例だけで「こんな素晴らしい結果が出ました！」と、報道発表をしたりする人もいますが、それは科学ではありません。

がん患者20人、健常者10人で行なったのは、あくまでも基礎検討です。基礎検討では、あまり検体数を増やさずに実験を行ない、結果の方向性を見極めるのです。ただ、これでは精度を云々するには検体数が少ないため、検体数を増やして、本当に精度が高いかどうかを調べなければなりません。

そこで次に、提供を受けることができた２４２人（がん患者24人、健常者２１８人）の尿について、線虫の反応を調べることにしました。本書の冒頭の「2013年の夏、来る日も来る日もシャーレに向かって線虫の動きを見ていた」というのは、このときのことです。

結果は、がん患者24人中23人が陽性、健常者218人中207人が陰性と出ました。

すなわち、感度（がんのある人をがんがあると判定する確率）95・8％、特異度（がんがない人をがんがないと判定する確率）95・0％です。これだけ検体数を増やしても、95％という高い確率で線虫の反応が分かれたのです。

これは私の20年間に及ぶ線虫研究のなかでも随一の、きれいな結果でした。生物研究では、こんなにハッキリした結果が続くことは滅多にありません。私は「世界の誰も知らない発見をしたかもしれない！」と、興奮しました。顕微鏡の前でガッツポーズをしている姿は研究室の学生にも見られていたはずです。当時私の妻は里帰り出産のために鹿児島にいましたが、私は会いに行くたびに走性インデックスのグラフを見せて「ほら、すごいでしょ！　そう思うでしょ！」と熱く説明しました。しかし、研究者ではない妻には何のことかわからず、ただただ迷惑だったそうです。

さらに解析結果を見てみると、がん患者24人中12人はステージ0または1の早期がんでしたが、線虫の反応はすべてがん陽性でした。また、これはあとでわかったことですが、がん

感度

ステージ	CEA	抗p53抗体	尿中ジアセチルスペルミン（DiAcSpm）	N-NOSE
0	33.3%	0.0%	0.0%	100.0%
1	0.0%	22.2%	11.1%	88.9%
2	20.0%	20.0%	0.0%	100.0%
3	25.0%	0.0%	25.0%	100.0%
4	100.0%	33.3%	66.7%	100.0%
Total	25.0%	16.7%	16.7%	95.8%

表2 検査の感度（腫瘍マーカー３種とN-NOSEの比較）

患者24人中５人は、採尿時点ではがんが判明しておらず、この精度検証実験（採尿から2年後）までの間に判明した人たちでした。

じつは、このとき同じ検体で同時に行なった、従来の腫瘍マーカー3種による検査の結果（感度16〜25％）と比較するまで、私は線虫の感度95・8％が飛び抜けて高いと気づいていませんでした。というよりも、従来の腫瘍マーカー検査の感度がこれほど低いとは知らなかった、と言った方がいいでしょう。

「大勢の人が受けているのに、腫瘍マーカーの精度ってこの程度だったの？」と驚き、念のため知り合いの医師に聞くと、「そうだよ」との返事。医師の間では常識だったのです。

ともあれ、ここまでのさまざまな実験の結

果を踏まえて論文を書き、それがアメリカの科学誌の電子版に掲載されて大きな反響を呼んだのは、すでに述べたとおりです。

③がん陽性と陰性を、どのように判定するのか

◆走性インデックスの読み方

ここで、がん陽性と陰性をどのように判定するかを、少し詳しく解説しておきましょう。

というのは、おそらくみなさんは、「線虫が尿に近寄って行くかどうかを見る」という言葉から、1人の尿（1検体）に対して検査を1回（シャーレ1枚分）行なって判定する、と思ったのではないかと推察するからです。

しかし、そうではありません。1検体に対して、検査は複数回繰り返し行ないますから、使うシャーレも相当な枚数に上ります。

なぜ繰り返し行なうかというと、線虫は生き物であるがゆえに、ブレがあるのです。そのブレを補正するために、検査を複数回繰り返して結果を数値化し、最終的な判定へと導きます。

先に登場した走性インデックスのグラフをもう一度見ていただくと、棒グラフのそれぞれの棒の上に、アルファベットの「I」のような線が引かれているのがわかると思います。この線は「エラーバー」と言い、データの変動幅、すなわちブレを表しています。

棒グラフの値が0・4で、エラーバーが0・3〜0・5の範囲を示していたら、その検体の走性インデックスはシャーレによって0・3〜0・5まで幅があり、全体の平均値が0・4だということです。

ところでみなさんは、走性インデックスが1またはマイナス1でないことを、不思議に思いませんか？　線虫はがんの匂いが好きで、遺伝子がみんな同じなのですから、がんの匂いにはみんな寄って行って、走性インデックスは1になるのではないでしょうか。自分で言っておいてなんですが、「生き物だからブレがある」の一言で、納得してしまっていいのでしょうか。走性インデックスが1にならないのは、遺伝子が同じでも、匂いを嗅ぎ分ける能力に個体差があるということでしょうか？

いいえ、そうではありません。がん患者の尿に寄って行った線虫だけを集めて、再び同じ検体への走性を調べると、やはり同じように分かれて1にはならないのです。

シャーレの中の線虫の動きをじっと見ていると、みんながすぐに検体を目指して進んで行くわけではなく、迷っているような動きをする個体がいます。上から見ている私たちは「あぁ、検体はそっちじゃなくて、こっちだよ」などと思いますが、目のない線虫には検体がどこにあるかすぐにはわかりません。線虫は首を一生懸命左右に振り、検体が放つ微かな匂いの濃度差を感じ取ることで、好きな匂いが強くなる方へと移動して行くのです。

このことは、匂いが弱ければ弱いほど、迷う線虫が増えることを意味します。匂いを感知できないまま偶然進んだ先で、匂いを捉えられれば方向が定まりますが、感知できないままだと見当違いの方向に進んでしまうのです。匂いのもとにたどり着けるかどうかは個体差ではなく、確率なのです。

ですから、好きな匂いの場合、匂いが強ければ強いほど匂いに近寄る線虫が多くなり、結果として走性インデックスが高くなります。つまり、走性インデックスは、匂いの濃さと相関するのです。

あくまでも、ある一定濃度に希釈した、線虫が「好き」と感じられる範囲内でのことですが、がんの匂いが強ければ、迷わず近寄る線虫が増えて走性インデックスが高くなり、弱ければ迷う線虫が増えて走性インデックスが低くなります。

検査結果は「陽性」「陰性」とだけ出るのではなく、連続的な数値として出力されます。ですから、がんの状態変化も検知できるかもしれません。

◆計測を機械化して、スピードアップ

N－NOSEを実現するにあたって必要な、線虫の培養方法やがんのリスクの判定方法は、研究をもとにマニュアル化できましたが、１つ問題がありました。検査にかかる時間です。

日本には現在、がん検査の対象者が６０００万人いると言われています。その人たちが一度にN－NOSEを受けるわけではないにしても、準備段階とは比べ物にならないほど、多くの検体を調べることになるからです。

現状では検査を以下のように行なっています。

まず、培養した線虫を集めて、体についた大腸菌を洗い流します。大腸菌まみれの状態と

は、線虫にしてみればケーキの山の中にいるようなものですから、そのままでは好きな匂いがしてもそちらに寄って行こうとしないのです。何度か水を替えながら洗ってきれいにしてから、シャーレの上に線虫と尿を配置し、一定時間自由にさせます。そして、尿に近寄って行った線虫とそうでない線虫を、検査員が顕微鏡で見て数えます。

「線虫を洗う作業も結構時間がかかりますが、それよりも時間がかかるのが、最後の「線虫の数を数える」ところです。なにしろ1検体に対してかなりの数のシャーレを使い、それを全部数えるのです。N－NOSEが実用化されたら、数えなければならない線虫の数は天文学的に増えるでしょう。いったい何人検査員が必要かわかりません。

そこで、数える工程を機械化することにしました。原理は簡単です。写真を撮って線虫の分布を自動的にカウントし、数値化するのです。この部分を機械化することで、瞬時に検査結果が出せるようになったため、大幅に効率化を図ることができました。

この機械の開発にあたっては、大手企業と下町中小企業の戦いがあり、そして勝者は……、といった『下町ロケット』のような展開もあったのですが、それについては別の機会にご紹介できたらと思います。

（3）まだ謎の多い「嗅覚」の仕組みとは

①「匂いを嗅ぐ」とは、どういうことか

◆人は400種類の受容体で、1万種類の匂いを嗅ぎ分けている

これまでにも「嗅覚受容体」や「嗅覚神経」という言葉が出てきましたが、ここで嗅覚の仕組みを簡単に見ておきましょう。

じつは、嗅覚は視覚に比べて研究が遅れていて、まだ解明されていないことがたくさんあります。

たとえば視覚に関しては、私たちの目には明暗を感じる細胞と、「光の三原色」と呼ばれ

る赤・青・緑をそれぞれ感じる細胞があることがわかっています。私たちは外界を、明るさと、赤・青・緑の３色の組み合わせで生じる色によって、画像として認識しているのです。

ところが匂いには、光の三原色に相当する「匂いの素」があるのかないのか、あるとすれば何なのか、まだわかっていません。匂い物質の分子を受け取る嗅覚受容体が、人では約４００種類あることはわかっていますが、４００種類が「匂いの素」の数なのか、匂いの素とは関係ない数なのかどうかもわからないのです。

ただし、嗅覚の解剖学的な構造はわかっています。人の場合は、以下（図８）のような構造によって匂いを感じています。

匂いを捉える場所は、鼻の奥の空間「鼻腔《びくう》」の最上部にある「嗅上皮《きゅうじょうひ》」という特殊な粘膜です。嗅上皮には嗅覚を伝える神経細胞（嗅細胞）が集まっていて、その先端に匂い分子を捉える「嗅覚受容体」があります。１つの嗅覚神経（嗅細胞）には、嗅覚受容体が１つだけあります。

人の嗅覚受容体は約４００種類ですが、嗅覚神経は約５００万個と言われていますから、１種類の嗅覚受容体が、数千から１万を超す嗅覚神経にあることになります。つまり、同じ

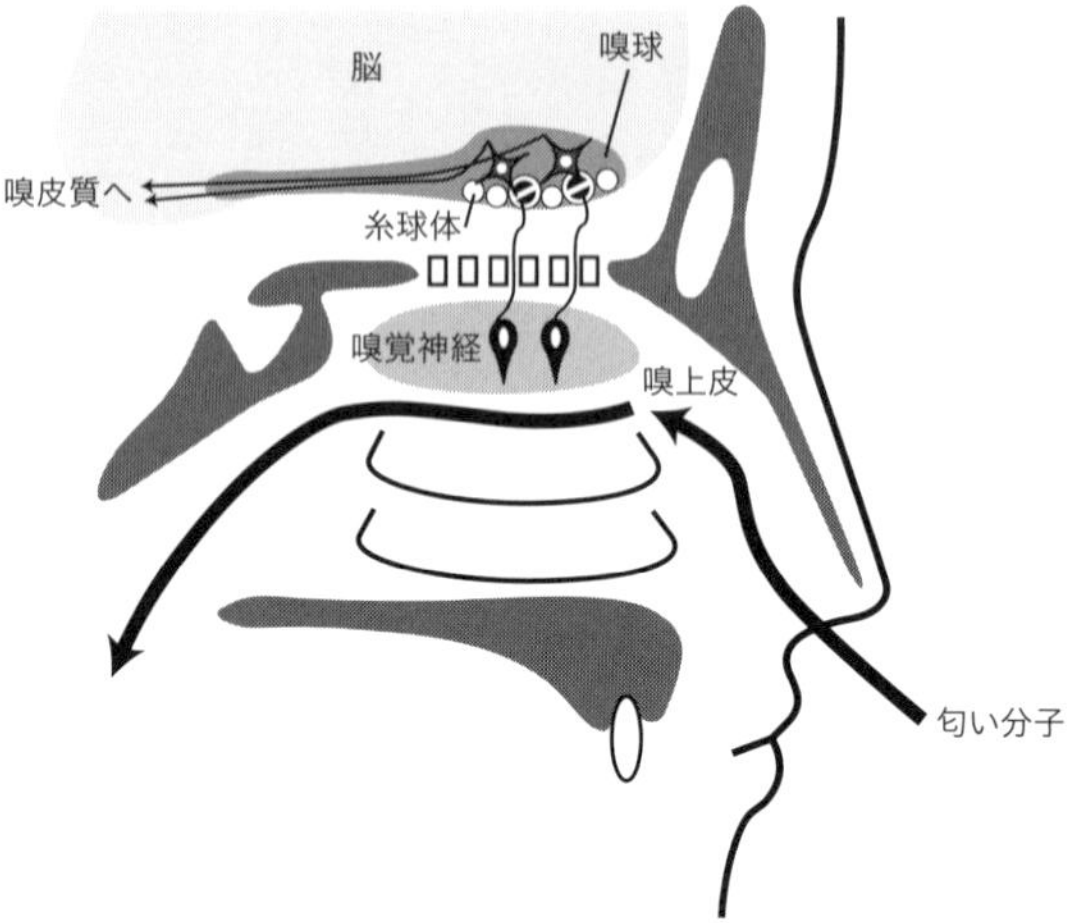

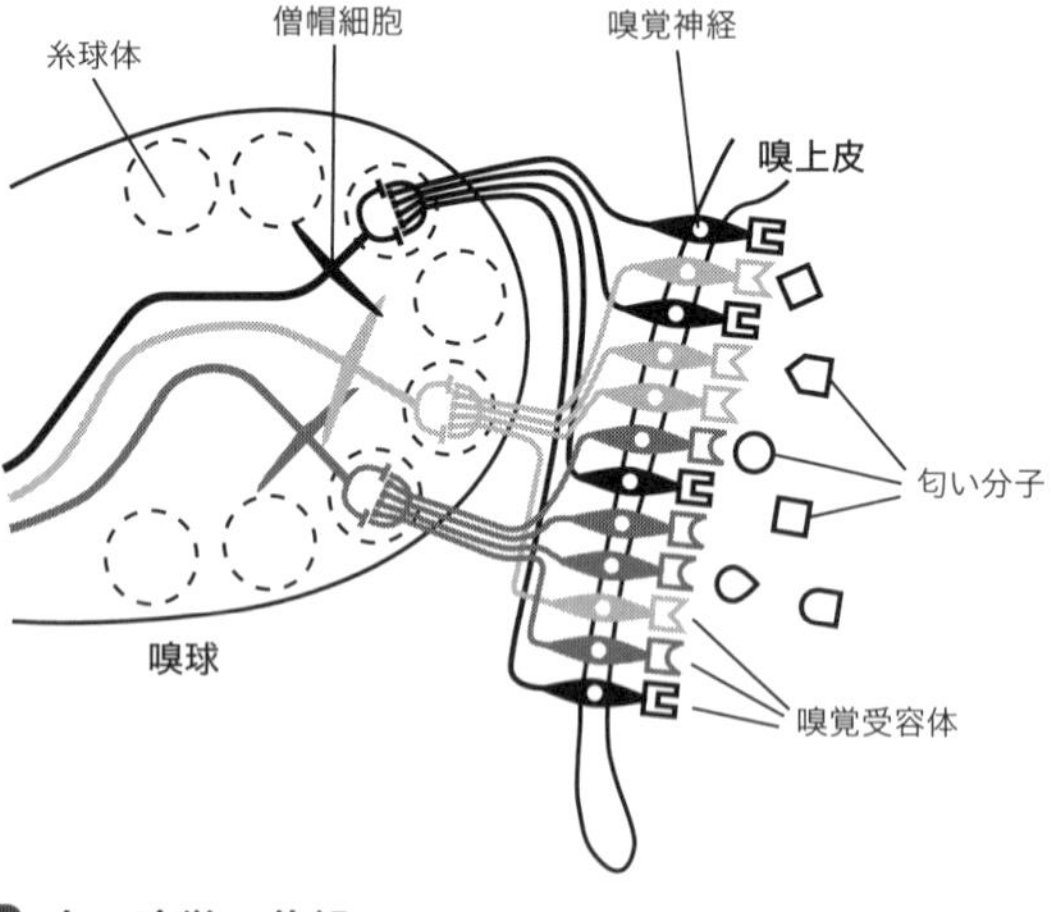

図8 人の嗅覚の仕組み

匂いに反応する嗅覚神経がたくさんあるのです。

同じ嗅覚受容体を持つ嗅覚神経は、1か所にまとまっているわけではなく、嗅上皮のバラバラな位置に散っています。ところが嗅上皮の奥、脳の中の「嗅球《きゅうきゅう》」と呼ばれる領域では、同じ嗅覚受容体を持つ嗅覚神経が1つにまとまって「糸球体《しきゅうたい》」と呼ばれる構造を作っています。

「1種類の受容体＝（複数の嗅覚神経）＝1種類の糸球体」という関係であり、嗅球には種類の異なる糸球体がぎっしり詰まっているのです。

また、匂い分子と嗅覚受容体は鍵と鍵穴のような関係ですが、1つの鍵穴に合う鍵は1つだけではありません。1種類の鍵穴（嗅覚受容体）には、何種類かの類似した鍵（匂い分子）が結合します。さらに、1種類の鍵（匂い分子）は、何種類かの異なる鍵穴（嗅覚受容体）と結合します。

このような関係によって無限に近い組み合わせが生じるために、約400種類の嗅覚受容体しかないにもかかわらず、人は1万種類程度の匂いを嗅ぎ分けられるとされています。

では、嗅覚受容体と結合した匂い分子は、そのあとどのような過程を経て、匂いとして認知されるのでしょうか？

匂い分子が嗅覚受容体に結合すると、いくつかの過程を経て化学反応が電気信号に変換されます。電気信号は嗅覚神経を伝わって糸球体に達します。そして、活性化した糸球体が嗅球に描き出すパターンによって、脳が何の匂いかを判断します。

基本的には、ａという匂い分子は嗅覚受容体ａ´と結合し、電気信号が嗅覚神経を伝わって糸球体Ａが活性化します。同様に、ｂという匂い分子の場合は糸球体Ｂが、ｃという匂い分子の場合は糸球体Ｃが、ａとｂとｃの混じった匂いなら糸球体ＡとＢとＣが活性化します。

ただし同じａという匂い分子でも、それが１００個の嗅覚受容体ａ´と結合した場合と、１万個のａ´と結合した場合では、糸球体Ａの活性化の仕方が異なるでしょうし、ａという匂い分子が結合する嗅覚受容体は１種類とは限りません。ａという匂い分子は、その構造によっては嗅覚受容体ａ´だけでなく、ｂ´やｃ´と結合することもありますし、ａ´という嗅覚受容体が匂い分子ａだけでなくｂやｃと結合することもあるのです。

これは、嗅覚神経が１つのＬＥＤ、糸球体がその集まりである電光掲示板、電光掲示板がいくつも並ぶ大きな壁面が嗅球だとイメージしてもらうと、わかりやすいかもしれません。

いくつもの電光掲示板が並ぶ大きな壁面があり、それぞれの電光掲示板が刻々と変わるパターンを描き出しています。それらすべての電光掲示板を合わせた壁面全体、すなわち嗅球全体が描き出すパターンを、脳は読み取ります。そして「これはカレーの匂いだ。ピクルスもついているぞ」などと判別しているのです。

◆嗅覚は原始的な感覚——同じ匂いを嗅ぎ続けると感じなくなる

次に、嗅覚の特徴を簡単に見ておきましょう。

嗅覚は五感の中でも原始的な感覚だと言われています。

嗅覚以外のほかの感覚は、脳の中の視床という部分を経て、大脳新皮質の視覚野や聴覚野などでそれぞれ統合されます。大脳新皮質は、人間らしい高次の思考や言語などを司る、進化的に新しい脳です。

ところが嗅覚だけは、感情や食欲などの本能を司る進化的に古い脳・大脳辺縁系に、嗅球から直接つながっているのです。

そのためでしょうか、匂いは、感情や本能的な行動と強いつながりがあります。たとえば、おいしそうな食べ物の匂いを嗅ぐと食欲が湧きますし、好きだった人が使っていた香水の匂いを嗅ぐと、甘酸っぱい気持ちになったりします（たとえば、です）。

匂いはまた、記憶を呼び覚ます力も強いようで、特定の匂いを嗅ぐとそれにまつわる記憶が蘇《よみがえ》ることは、「プルースト現象」と呼ばれてよく知られています。ご存知の方も多いと思いますが、フランスの文豪マルセル・プルーストの小説『失われた時を求めて』の中に、主人公がマドレーヌを溶かした紅茶をひと匙《さじ》口に含んだ瞬間、幼少期の記憶が蘇り快感に襲われるシーンが描かれています。

さらに、匂いには「同じ匂いを嗅ぎ続けているとその匂いを感じなくなる」という特徴もあります。視覚にも、明るい場所から暗い場所に入ると最初は何も見えなかったのが、しだいに目が慣れてくるという「順応」現象がありますが、嗅覚にも同様の順応があるのです。

みなさんも、ドーナツ店に入ったら、初めは甘い匂いを感じたけれど、そのうち感じなくなった、というような経験をしたことがあるのではないでしょうか。

ただし、甘い匂いは感じなくなっても、それ以外の匂いは普通に感じます。コーヒーを飲めば、コーヒーの匂いは感じるのです。

このような現象を「選択的順応」と呼びますが、嗅覚ではそのほかにも、ある匂いを嗅いだあとに別の匂いに対する感覚が鈍る「交差順応」や、断続的に繰り返し匂いを嗅ぐと起こる感度の低下「嗅覚疲労」などの現象が知られています。

②私たちと線虫の、匂いを感じる仕組みの比較

◆線虫の嗅覚神経はたった10本――ところが、嗅覚受容体は1200種類

ところでみなさんは、匂いと味の違いは何だと思いますか？

人の場合には、鼻と口が分かれていますから、鼻で感じるのが匂い、口で感じるのが味と言ってもいいでしょう。ただし、鼻と口は奥でつながっていますから、匂いは口の中からも鼻に届きます。

これに対して、線虫の場合は、匂いと食べ物の取り込み口が同じです。開口部が1つなのです。

では、匂いが揮発性の物質で、味が水溶性の物質かというと、必ずしもそうではありません。それは、線虫にがん患者の尿をかけたところ、嗅覚神経がパッと反応したことからもわかります。

要するに、匂いとは、水溶性かつ揮発性の物質であると言えるのです。

この定義は人にも当てはまります。匂いと味の違いは、嗅覚神経で感じたか、味覚神経で感じたかの違いなのです。

線虫と人では、嗅覚受容体の構造が類似していますが、違いもあります。その1つが、嗅覚受容体と嗅覚神経の関係です。

人では、先ほど触れたように、1つの嗅覚神経に1つの嗅覚受容体がある1対1の関係です。一方、線虫は、嗅覚受容体が約1200種類あるのに対して、嗅覚神経はたったの5対、10本です。1本の嗅覚神経に100種類以上の嗅覚受容体があると考えられるのです。この状態で、いったいどうやって匂いを嗅ぎ分けているのでしょうか?

人の場合は、活性化した嗅覚神経が描くパターンの違いによって匂いを識別すると考えられますが、線虫の仕組みは人とは異なるはずです。もしかしたら、嗅覚神経を伝わる電気信号の波形が、嗅覚受容体の種類によって異なっていて、それを線虫は識別しているのかもしれません。ただし、本当にそうかどうかは解明されていません。

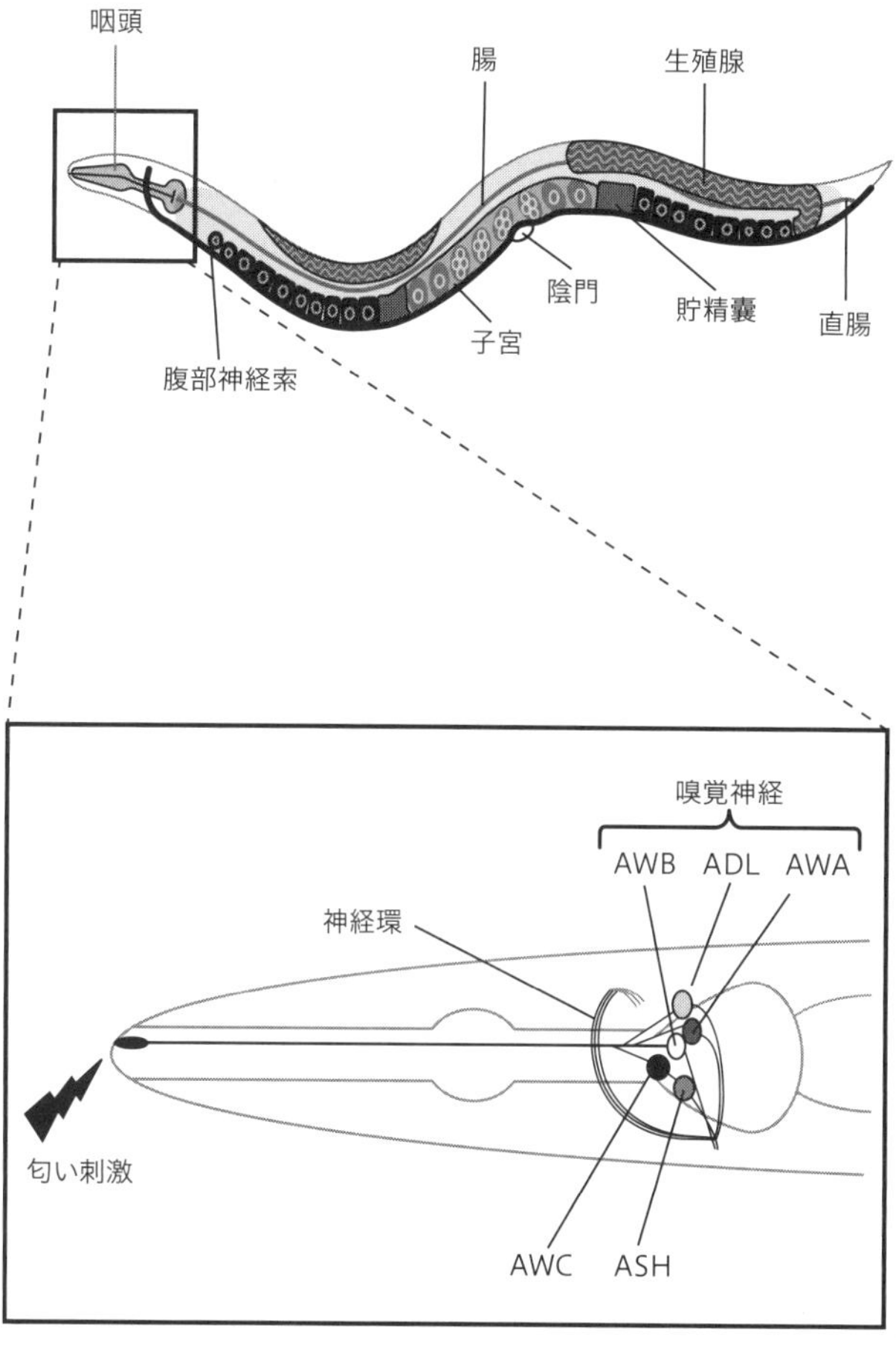

図9 **線虫の嗅覚の仕組み**

また線虫は、好きな匂いを感じる神経と、嫌いな匂いを感じる神経が異なっています。AWA、AWB、AWC、ASH、ADLという5種10個（左右に1対ずつ）の嗅覚神経がありますが、AWAとAWCは主に好きな匂いを、残りの3対は主に嫌いな匂いを感じるのです。

人の場合は嗅覚神経によって好き嫌いが決まるわけではなく、脳が好き嫌いを判断しますが、線虫の場合は、どの嗅覚神経で受け取るかによって、匂いの好き嫌いが分かれます。

それは、臭いの種類が異なる場合だけでなく、同じ匂いで濃度が異なるときも同様です。

たとえば線虫は、イソミルアルコールという物質が低濃度のときは近寄って行きますが、高濃度になると遠ざかります。この現象、すなわち同じ物質でも濃度によって嗜好性が変わること——高濃度だと大便の匂いがし、低濃度だとジャスミンの匂いがするインドールに触発されて行なった研究です——を発見したときに私は、「線虫は好きな匂いと嫌いな匂いを感じる嗅覚神経が異なるのだから、同じ匂いでも、濃度によって感じる嗅覚神経が異なるのではないか」と考えて、証明実験をしたのです。

結果は予想通りで、イソミルアルコールが低濃度のときには好きな匂いを感じる嗅覚神経が、高濃度のときには嫌いな匂いを感じる嗅覚神経が働いていることがわかりました。

このことから、インドールの濃度によって嗜好性が変わる人の嗅覚にも、線虫と同様の仕組みがあることが推察されます。

ただし、人は、反応する神経が異なるから嗜好性が異なるのではなく、反応する神経の数や種類が異なることによって、嗅球に描き出されるパターンが異なるため、それを読み取った脳の反応も異なるのでしょう。

◆特定の匂いを感じる受容体を突き止める

同じ匂いでも、濃度によって反応する嗅覚神経が異なることを突き止めた私は、「匂いを受け取る嗅覚受容体の方はどうなのだろうか?」と考えました。同じ物質でも濃度が異なれば、それを受け取る嗅覚受容体も異なるのでしょうか。それとも嗅覚受容体は同じで、受容体がどの嗅覚神経上にあるかが異なるだけなのでしょうか。

これを調べるには、イソミルアルコールなど研究対象の匂いが、１２００種ある嗅覚受容体のうち、どの受容体と結合するかを、まず突き止めなければなりません。というのも、ある匂いをどの嗅覚受容体で受け取るかという「匂いと嗅覚受容体の対応関係」は、マウスなどの哺乳類ではある程度判明していますが、線虫ではこの時点でたった1組しか判明していなかったのです。「ジアセチル」という物質と「*odr-10*」という嗅覚受容体のペアで、これはアメリカの大御所チームの発見です。

そこで私は、線虫の好き嫌いが判明している匂い物質11種類に対して、どの嗅覚受容体が対応しているか、約１２００種類の嗅覚受容体を網羅的に調べることにしました。

ある匂いに対して、それを受け入れる嗅覚受容体候補を見つけるには、遺伝子操作によって嗅覚受容体を1種類ずつ働かないようにして、線虫の反応を見ます。嗅覚受容体が1番から１２００番まであるとしたら、1番が働かない線虫から１２００番が働かない線虫まで、１２００種類の線虫を作るのです。このとき行なう遺伝子操作は「ＲＮＡｉ」と呼ばれる方法です。

嗅覚受容体は、嗅覚受容体を作る遺伝子のＤＮＡから遺伝情報がＲＮＡに写し取られて、その遺伝情報に基づいてアミノ酸が合成され、アミノ酸が集まって嗅覚受容体を構成するタンパク質になる、という過程を経て作られます。このとき作られるＲＮＡと同じＲＮＡを外から入れると、ＤＮＡから出てきたＲＮＡが壊れるという現象がＲＮＡｉです。

ＲＮＡｉは、２００６年にノーベル生理学・医学賞を受賞した研究であり、主にがん治療に用いられています。ＲＮＡｉによってがん遺伝子の働きを抑制し、がん細胞が増殖しないようにするのです。

話が逸れましたが、11種類の匂いに対して、１２００種類の線虫それぞれの走性を調べます。実験１回（シャーレ１個）に使う線虫は数十匹です。

１２００種類の走性を解析し終わったら、その中で〝当たり〟の嗅覚受容体と匂いについて、同様に2回目の実験をして走性を解析します。さらにその中の〝当たり〟の嗅覚受容体と匂いについて、3回目の実験をし、候補を絞ります。

行なわなければならない遺伝子操作だけでも１２００回。繊細な手技と膨大な手数が必要とされる実験であり、大御所チームが手をつけなかったのも無理はありません。おそらく、私以外にこの実験をやり遂げられる線虫研究者は、いなかったのではないでしょうか。この頃私は、「私ほど線虫の行動実験をしている研究者はいない」と自負していたほどです。

そのようにして、ようやく得た嗅覚受容体候補（遺伝子）が、次頁の表（**表3**）です。すべての匂い物質に対して、候補受容体（遺伝子）が得られました。ただし、これらのうちの

	匂い物質	嗅覚受容体候補（遺伝子）の数
好きな匂い	イソアミルアルコール	21
	ベンズアルデヒド	50
	ブタノン	17
	ペンタンジオン	39
	ピラジン	56
	トリメチルチアゾール	22
嫌いな匂い	ノナノン	4
	オクタノール	10
	高濃度イソアミルアルコール	1
	高濃度ベンズアルデヒド	7
	高濃度ジアセチル	28

表3　匂い物質に対応する線虫の嗅覚受容体の候補の数

どれが本当にその匂いに対応する嗅覚受容体なのか、それは1つなのか複数なのかすべてなのかといったことは、嗅覚受容体候補一つひとつに対してさまざまな証明実験をしてからでないと、明言できません。

しかし、嗅覚受容体候補255個のすべてに対して何種類もの証明実験をしていくのは、効率的ではありません。ターゲットを絞る必要があります。

私は高濃度ジアセチルにターゲットを絞りました。大御所チームが発見した「ジアセチルと*odr-10*」のペアは、線虫が「好き」と判断して近寄って行く際のペアであり、ジアセチルは低濃度であること、同じジアセチルでも高濃度だと線虫は嫌いであることがわかっていたからです。高濃度ジアセチルに対応する嗅覚受容体が見つかり、それが*odr-10*と異なっていたとしたら、同じ匂いでも濃度によって受け取る嗅覚受容体が異なることが証明できるのです。

とは言え、高濃度ジアセチルの嗅覚受容体候補は28もあります。これをすべて証明していくのは、やはり効率的ではありません。そこで、証明実験の過程でも「これは」と思うものにターゲットを絞り込んでいき、最終的に１つに絞り込みました。それが、嫌いな匂いを感知する嗅覚神経・ＡＳＨ上にある「*sri-14*」です。

どのように証明したかは割愛しますが、低濃度のときは好きな匂いを感知する嗅覚神経上にある*odr-10*に結合していたジアセチルが、高濃度になると嫌いな匂いを感知する嗅覚神経上にある*sri-14*と結合することが、最終的に証明できました。

これは、線虫で２つ目の匂い物質と嗅覚受容体の対応関係の発見であり、線虫研究者の間では非常に大きなインパクトをもって受け止められました。

◆がん種の特定──「その匂い」にだけ反応しない線虫を作る

とは言え、みなさんにとっては「それがいったいどうした」といった感じでしょう。しかし、この研究を行なったことが、線虫がん検査に生きてきます。がん種の違いを嗅ぎ分ける線虫を作るには、特定のがん種の匂いに対応する嗅覚受容体を突き止め、その嗅覚受容体が働かないようにする必要があるからです。

たとえば膵臓がんの匂いを嗅ぎ分けるには、膵臓がんの匂いにだけ反応しない線虫が必要です。そのような線虫を作るには、膵臓がんの匂いに対応する嗅覚受容体を見つけ出し、遺伝子操作によってその嗅覚受容体が働かないようにします。この一連の作業は、まさにこの実験で私がやったことと同じです。

この実験があったからこそ、線虫でがん種を特定することも可能だと、私は気づいたのです。そして、特定のがん種の匂いを嗅ぎ分ける線虫を作るには、その匂いにだけ〝反応する〟線虫ではなく、その匂いにだけ〝反応しない〟線虫を作ればいいと、気づいたのです。

ただし、現在進行中のがん種特定に関する研究は、この研究で行なった網羅的解析とは異なる方法を採っています。

基礎研究は、そのときは何の役に立つかわかりません。が、推理小説の伏線のように、あとになって必ず効いてきます。目先の効果や利益にだけとらわれていては、科学の底力はつかないと、私は思います。

ちなみに、ジアセチルは濃度が低いとバターやチーズなどの乳製品の匂いがします。では、濃度が高いと何の匂いがするでしょうか？　じつはこれ、オヤジ臭だそうです（マンダム社発表）。線虫の嗜好性と人間の嗜好性は、共通点があるのかもしれません。

第3章

「謎の学生」だった私が、「がんの匂い」に出会うまで

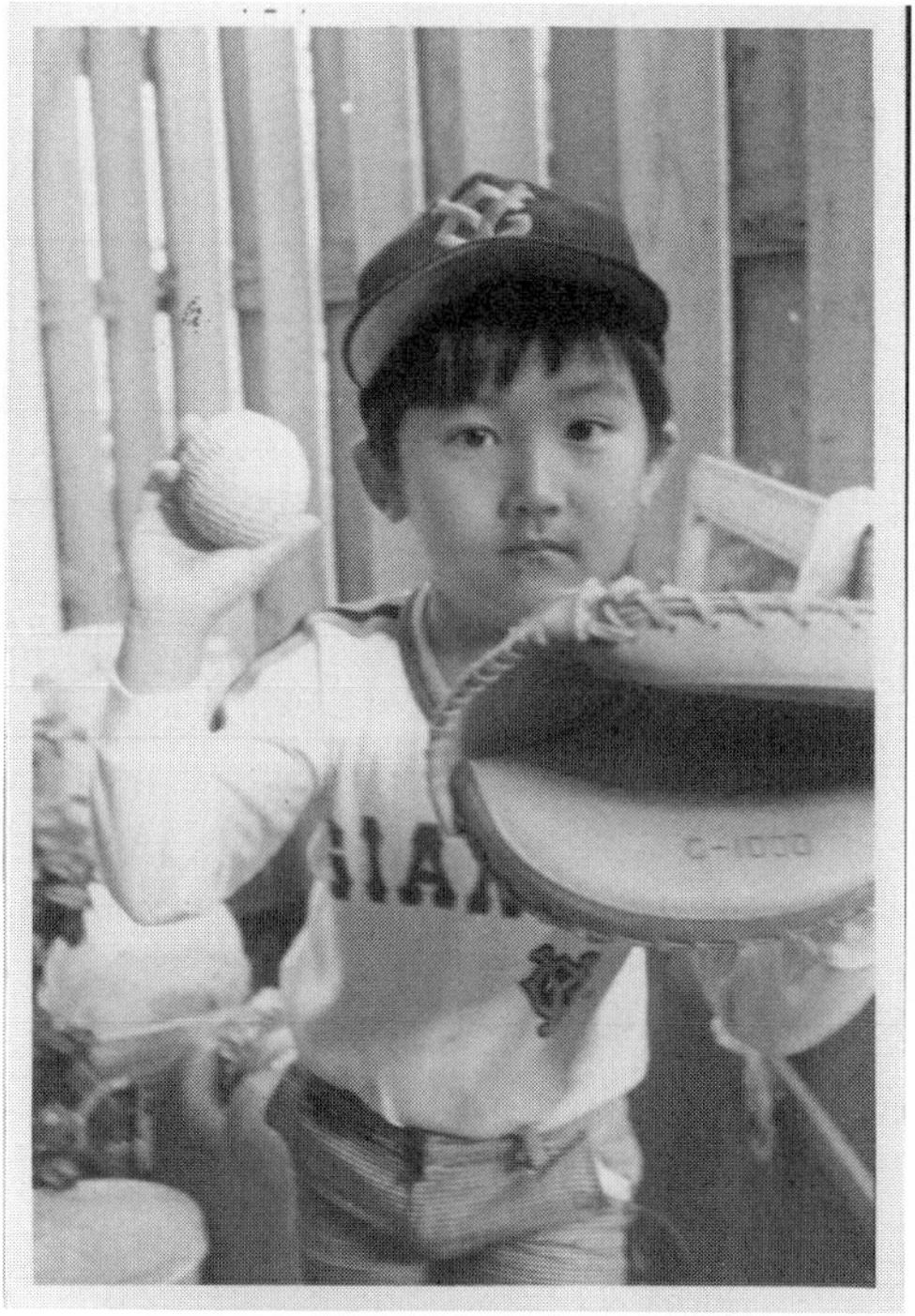

幼稚園の頃から野球に夢中だった

（1） 教科書に書かれていないことを見つける

①将来を決めた「これからは生物だ」の一言

◆「変わり者」は、ほめ言葉

第3章では、私が線虫がん検査と出会うまでのことを、子どもの頃から時間を追ってお話ししたいと思います。研究者を志す若い人たちに、なんらかの指標となるかもしれないからです。また、「ヒロツって、いったいどんなヤツなんだ?」という、読者の興味に応えるためでもあります。

「子どもの頃から虫が好きだったんですか？」

インタビューを受けると、必ずと言っていいほどよく聞かれる質問です。

どうやら私は、「線虫などという変な虫を研究しているからには、よっぽどの虫好きに違いない」と、思われているようです。

虫の研究というと、多くの人が『ファーブル昆虫記』を思い起こすようでもあります。しかし私は、昆虫の生態を研究してきたわけではありませんし、虫好きだったわけでもありません。


子どもの頃は、少年野球チームでピッチャーをしていました。桑田・清原のＫＫコンビが甲子園で活躍していた時代です。こう答えると、あまりにも当たり前な小学生像すぎるのか、「何か人と違ったことはなかったんですか？」と聞かれます。

そんなときは、こう答えることにしています。

「星座や百人一首をすべて暗記していました」

するとようやく、「ほほう」という反応が返ってきます。最近、さまざまなジャンルで話題になった現代人を紹介する子ども向けの図書に取り上げていただき、そこに「変わり者の

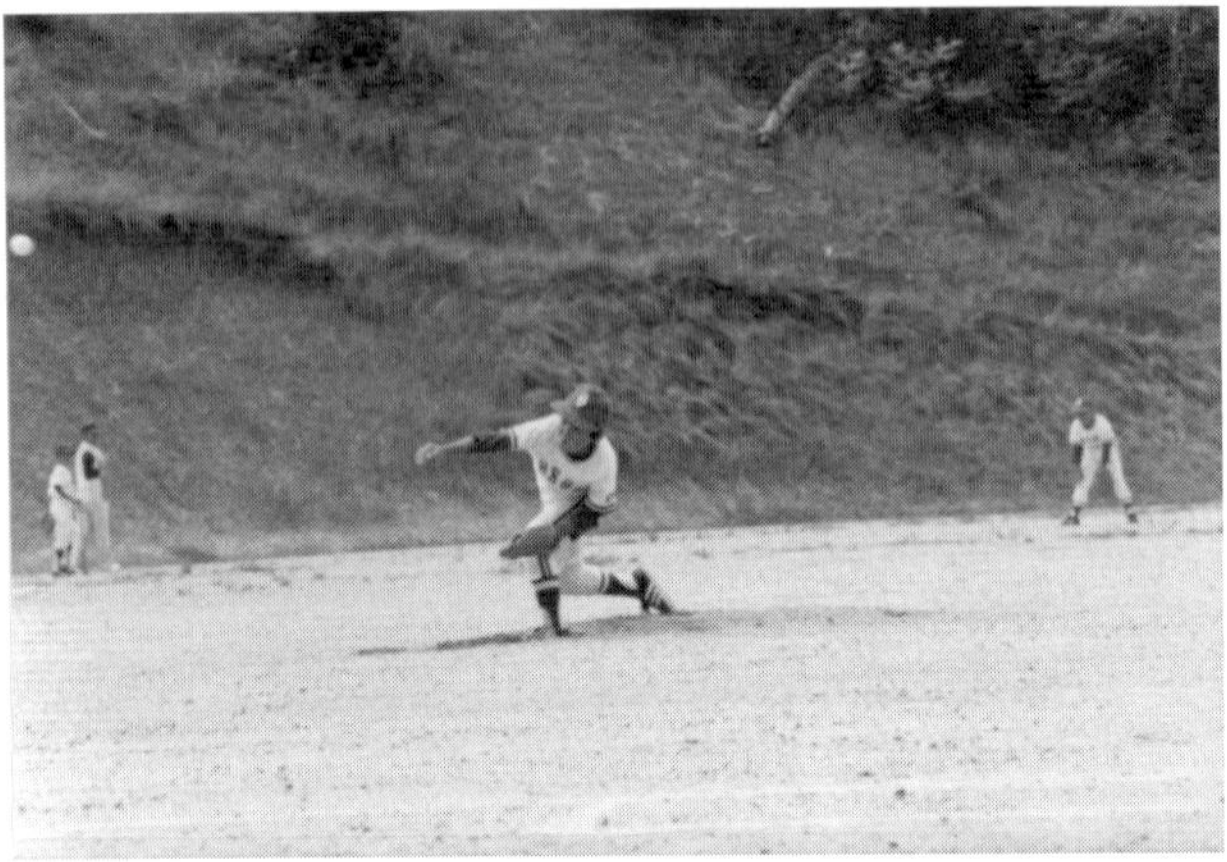

少年野球でピッチャーをしていた小学生の頃

武器は人一倍の好奇心」と書かれたことで気づいたのですが、私は、虫好きでないとしたら変わり者だと思われているらしいのです。

でも、「変わり者」という称号はほめ言葉だと、私は思っています。たしかにこれまで、人と同じことをしたいとか、人と同じになりたいと思ったことはなく、むしろ「人とは違っていても、自分の考えを大切にしよう」と思って生きてきたからです。

ただし、ただ人と違うだけでは、ほかの人たちと一緒に何かを成し遂げることはできません。世の中には一匹狼タイプの人もいて、それはそれでカッコいいのですが、私は一匹狼タイプではありません。自分をわかってもらい、人と一緒に何かをしたいのです。

そのためには、まずは自分の考えを伝えることが大事ですから、「どうすればわかりやすいか、どうすれば相手に伝わるか」をいつも考えていました。

若者向けの講演会でも「自分だけのオリジナルな人生を歩んでください」というメッセージとともに、「でも1人では何もできない。自分独自の考え方に周囲の人たちが共感できるようにしないと、ダイナミックな動きにはならない。周囲への伝え方も大事であることを覚えておいてください」と伝えています。

もちろん、子どもの頃からこんな風に自覚していたわけではありませんが、無意識のうちにそうしてきたことが、大人になってから生きたと思います。

◆「成績がいいから医学部」でいいのか?

生物の研究に進んだのは、高校3年生のとき、通っていた塾の先生に「これからの時代は生物学だ」と言われたことがきっかけでした。私が通っていた高校は全国で1、2を争う進学校でしたから、理系で成績がいい生徒は医学部に行くのが当然。私も医学部受験を勧められました。

担任の先生には「きみは医学部だよね」と言われたのですが、親が医者でもないし、医学に特別の興味があるわけでもない。とはいえ、何かやりたいことがあるわけでもない。どこを受けようか悩んでいるときに「これからは生物だ」と言われ、大学では生物学をやろうと決めたのです。

「これからは生物だ」と言ったのは、塾の数学の先生です。数学に苦手意識のあった私は、高校2年生から数学だけを習いに行っていたのですが、その先生のおかげで数学が好きになりました。とてもわかりやすく教えてくれたのです。そんなこともあって、その先生を信頼していましたから、言葉がスッと心に入ったのかもしれません。

また、当時ははっきり意識していたわけではありませんが、今思えば医学部に行かなかったのも、「みんなが行くから自分も」というのがイヤだったのかもしれません。

それに医学部に行けば、不測の事態でも起こらない限り、将来は医師です。まだ高校生なのに、「医師としてずっと生きていくのだ」と先が見えてしまうのも、イヤだったのかもしれません。

②座学が嫌いで実験が好きだった

◆早く終わらせたい一心で手順を工夫

大学に入ってからは生物学に邁進した、かというと、そうではありませんでした。「モテたい」という不純な動機で入ったテニスサークルが楽しくて、授業にはほとんど出ず、テニスに明け暮れていたのです。

そのため同級生からは、試験のときだけやってくる〝謎の学生〟と言われていました。まさか自分がその後、大学の教員になるなんて……。当時の先生方は、こんな不埒《ふらち》な学生をよく進級させてくれたと思います。

ただし3年生になって専門に分かれてからは、実験だけはきちんと出席して、リーダーシップを取ってやっていました。座学が嫌いで実験が好きだったのです。何か新しいことをやるためには、実験が大事だと思っていたこともあります。

とはいえ、教科書通りの手順をしっかり身につけようとして、真面目に励んだわけではありませんでした。

私がいた理学部生物学科は、親が研究者という学生も多く、将来は研究者になるのが当たり前という雰囲気でした。つまり、真面目な学生が多い。したがって、先生が「ここで何時間待つ」と言ったら待つのです。

でも私は、早く終わらせてサークルに行きたい。そこで、もっと別の方法がないかとか、この待ち時間に別のことができないかなどと、いつも真剣に考えていました。教科書に書かれていない方法を探していたと言ってもいいでしょう。

この経験は、研究者になってから、ずいぶんと役に立ちました。早く遊びに行きたいという一念から出たことではありましたが、既存の研究方法ではなく、自分なりの方法を考え、教科書と違う結果が出たときには自分を信じるという、その後の研究スタイルにつながったのです。

③酵母の研究室で、一人「線虫研究」に手を挙げる

◆動かないものより、動くものの方がおもしろそう！

４年生からは、研究室に配属されます。私は酵母の研究室に入りましたが、研究テーマが決まっていたわけではなく、何をすべきか模索している状態でした。

そのとき、アメリカ留学から助手として戻った先生が、「最近、線虫というおもしろい生物が、流行《はや》り始めている」と言って、線虫研究を導入したのです。そして、研究室にいくつかあるテーマのうち、１つだけが線虫研究になりました。酵母の研究室ですから、ほかはすべて酵母です。

私以外の４年生は全員、「酵母のこれを研究したい」というテーマを持って、研究室に入っています。急に線虫と言われても、自分がやろうと思っていた研究ではないわけです。

でも私は、テーマもないし、見てみたら線虫は動くし、おもしろそうだと思ったのです。そこで、1人だけ手を挙げて、線虫研究を始めました。

当時はまだ、日本に線虫の研究者はほとんどいませんでした。線虫研究を導入した先生自身も、アメリカへはアメフラシの研究に行っていたので、この時点では線虫の研究者ではありません。東京地区の勉強会に参加しても、集まるのは10名程度です。したがって、「研究を開始した」と言っても、最初は飼い方からです。

線虫を育てるには、まず白金線で、線虫を引っ掛けて釣る道具を作ります。顕微鏡を見ながら、それで線虫を引っ掛けて釣り上げ、新しいシャーレに移します。すると卵を産むのです。

しかし、相手は体長1ミリの線虫です。なかなかうまく釣れません。来る日も来る日も線虫釣りの練習、というところからのスタートでした。

これが、1994年のことです。

（2）就職して、研究への思いに気づく

①研究室の外の世界を見てみたい

◆このまま研究者になるのが当たり前？

学部4年生の1年間と、修士課程の2年間、私は線虫の交尾行動の研究を続けていました。研究自体はおもしろかったのですが、研究者の世界がすごく狭いところに見えて、しだいに外に出たいと思うようになりました。私のいた理学部生物学科は、「自分には研究しかありません。将来は研究者です」という雰囲気の学生が大多数だったため、「本当に研究者になるのが当たり前なのか？」と思ったのです。

そこで、仲のいい友人と話して、博士課程に進まず就職活動をすることにしました。その友人は銀行に就職しましたが、私は理系に行きたかったので、研究ができる企業ということで、食品メーカーを受けました。理学部生物学科の場合、製薬会社の方が就職しやすいのですが、ここでもまた「この先ずっと薬を作る」と決まってしまうのが、イヤだったのです。

そして、サントリーに入社しました。当時サントリーは「青いバラを作る」と宣言していましたが、遺伝子組み換えで作るのであれば、それは線虫研究でやってきたことです。「ぜひ青いバラを作らせてほしい」と面接で熱く訴え、採用されたのです。

◆居心地がよすぎて辞められなくなる前に

ところが蓋《ふた》を開けてみると、配属先は基礎研究所ではなく、商品開発部でした。4月1日が入社式、2日が配属面接で、てっきり「どういうテーマの研究をするか」といった話をするとばかり思っていたら、「きみはお茶とビールとどちらが好きかね?」と聞かれたのです。「え?」と思い、「そういう話ではなくて……」と抗《あらが》ったのですが、「きみは商品開発部だから」と言われてしまいました。

商品開発部は、メーカーにとっては花形部署です。将来を嘱望《しょくぼう》されていればこその配属で、先輩たちもみんな、著名な大学で基礎研究をしてきた人たちばかりでした。待遇もいいし、職場の雰囲気もいいし、正直なところ、仕事はすごく楽しかったのです。嬉々として働いていた、といっていいでしょう。

ただ、どうしても、研究を途中で投げ出したという気持ちを拭《ぬぐ》うことができませんでした。研究の世界で生きていけるかどうかを試しもせずに逃げ出した、と。

そして、これから先ずっとこうして生きていくのか、とも思いました。「本当にこれでいいのか?」と。

世間からすれば、大企業に就職して恵まれた待遇で、何の不満があるのかというところでしょう。しかし、どうにも自分の心の中の虫を殺すことができません。思えば医学部受験をやめた高校3年生のときから、「先が見えること」「将来が決まってしまうこと」が、私はイヤだったのでしょう。先が見えない方へ見えない方へと、進んできました。

言い換えればそれは、未知なる世界を求めてきた、あるいは、自分の可能性が制限されない方へ進んできた、ということかもしれません。まあ、単に変わり者だった、ということかもしれませんが。

悶々《もんもん》として先輩に相談すると、「辞めるなら早い方がいい。長くいればいるだけ辞めづらくなる」と言われ、退社を決意しました。

②線虫研究を再開、論文が『ネイチャー』に

◆博士号のためのセカンドテーマ「嗅覚」研究から、予想外の展開に

1年でサントリーを退職した私は、研究に戻りました。修士時代の指導教官、すなわち線虫研究を導入した先生が、准教授になってちょうど自分の研究室を立ち上げたところだったため、そこへ入ったのです。先生もそのときにはもう、酵母研究をやめて線虫一本になっていましたから、線虫の研究室です。

4月から私は、そこで線虫の交尾行動の研究を再開しました。

ところが6月頃、「このままだと学位が危ない」と、先生に言われたのです。じつは、そ

のことには私も気づいていて、「どうしよう」と思っていました。学位、すなわち博士号を取れなければただの人ですし、いまさら就職もままなりません。

博士号を取得するには、博士論文のほかに必ず1本は論文を書いて、それが国際誌に掲載される必要がありますが、生物学の研究は論文になるまでに7〜8年かかることがザラです。交尾行動は、おそらく5年ほどあればしっかりした論文を書けるはずですが、博士課程の3年間ではデータを揃えられそうにありません。

そこで先生に勧められたのが、もう少し早く書けそうなテーマを並行して研究することで、それが線虫の嗅覚でした。この時点では、「嗅覚研究は交尾行動ほどしっかりした研究ではないため、著名な雑誌には掲載されないかもしれないが、まずは学位を安定させてから安心して交尾行動の研究をすればいい」と、先生も私も思ったのです。

ところがこの研究が、世界でも特に権威ある学術雑誌の一つである『ネイチャー』に掲載されたのです。

人生で初めて書いた論文が『ネイチャー』に掲載されるとは……。大学院生の書いた論文が『ネイチャー』に掲載されるなど、ほとんどあり得ないことなのです。「嗅覚はおもしろい」と、これ以降、私が嗅覚研究にのめり込んでいったのも無理はありません。

ちなみにそのとき書いた論文は、「がん遺伝子Ｒａｓがコードする Ｒａｓタンパク質と、細胞外シグナルを核内へと伝える鍵分子として注目されているＭＡＰＫ経路が、同時に嗅覚神経で働いていることを発見」です。

「それっていったい何?」という感じだと思いますが、この研究がなければ、私が線虫の嗅覚研究に目覚めることもなく、線虫がん検査も生まれませんでした。交尾行動から嗅覚へと、新たな領域に足を踏み入れたことで、予想外の展開になったのです。

③ポスドクを経て九州大学大学院の助教に

◆研究者はハードな仕事

博士号取得後、多くの研究者は博士研究員（ポスドク）と呼ばれる身分になります。大学の研究室におけるヒエラルキーは、トップが教授で、次が准教授、以下、講師、助教、ポス

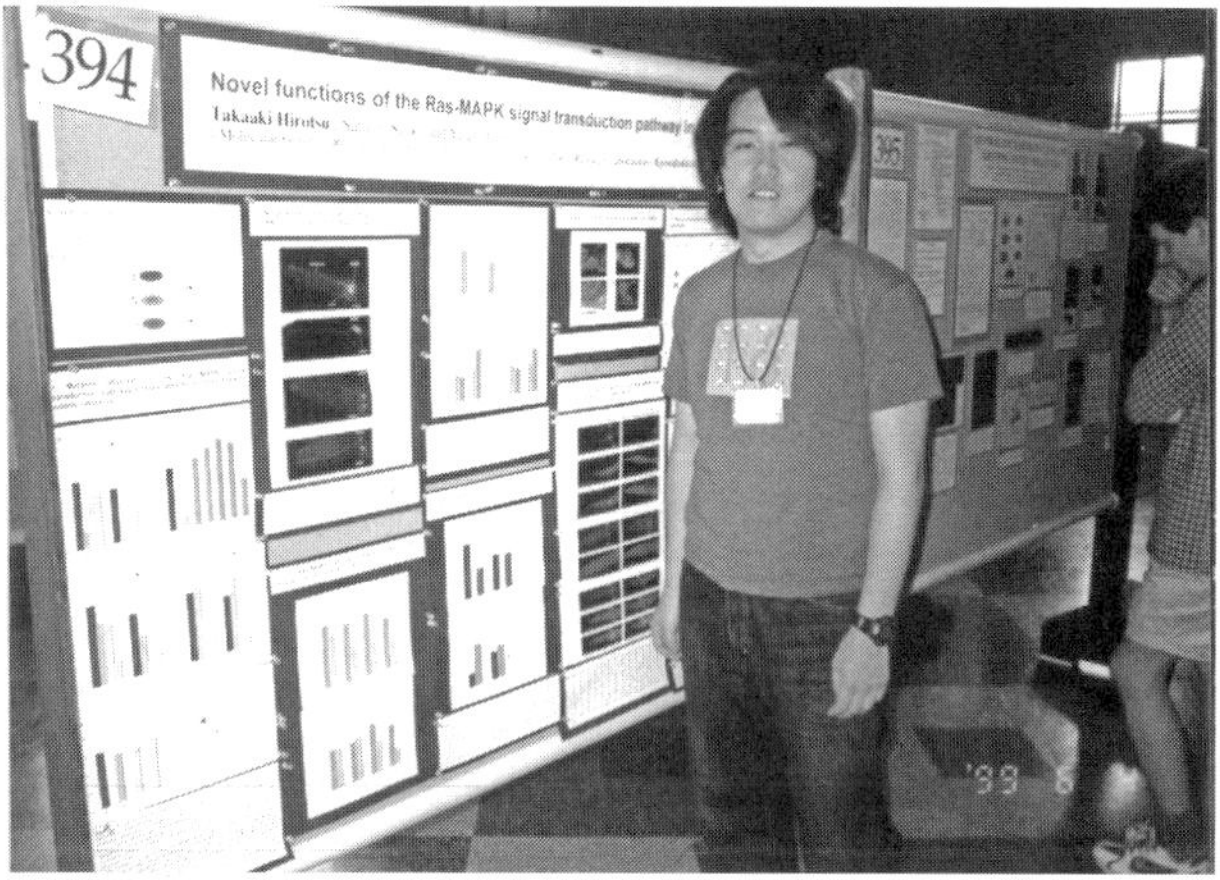

大学院生の頃

ドク、大学院生。

ポスドクは任期付きの雇用で、新たなポスドクを雇うだけの経費が研究室になければ、自力で研究者養成資金などを取らなければなりません。

また、欧米ではポスドクは、自分の研究室を持ったり企業の研究所に移ったりする前に経験する一般的なキャリアパスとして機能していますが、日本ではキャリアパスとしてうまく機能していません。１９９０年代に始まった大学院の定員増加にともなって、博士号取得者が大幅に増えたにもかかわらず、就職先である大学や研究所の定員は増えていないためです。

さらに、企業の博士号取得者の採用も減っ

ていることから、大量のポスドクがあふれる事態となってしまいました。

私が博士号を取得したのは2001年ですから、まさにポスドクがあふれ始めた時代です。しかし〝ネイチャー効果〟によって私は、面接試験免除で学術振興会特別研究員になることができました。学術振興会は文部科学省の外郭団体で、学術研究の助成や研究者養成のための資金の支給などを行なっています。

ここから給与をもらいながら、もとの研究室で研究を続けたのですが、任期は3年です。たまたまポストが空けば別ですが、普通は上が詰まっていて、3年で大学の助教になれることはほとんどありません。

そこで、同じような任期付きのポジションを何度か得ながら食いつなぎ、いえ、研究を続け、大学や研究所に無任期の職を得ることを目指すのです。

ポスドク2年目が終わり、3年目に入ってすぐ、私は就職活動を始めました。翌年になっても、今いる研究室にポストの空きが出ないことは明白だったからです。

ポスドクにありがちなのが、「空きが出るのではないか」とか、「申請した研究資金が通るのではないか」と期待して、ギリギリまで待って結局ダメ、そしてその結果、行き場を失う、というパターンです。

そうなってからでは遅いので、早めに行動を起こしました。訪ねたのは、京都大学大学院生命科学研究科の教授。その先生がモデル生物として使っていたのは線虫ではありませんが、私がやっていたのと同じRas-MAPK経路を専門に研究していたのです。

京大の研究室に行って、「私はこういう経歴で、こういう論文を書きました。来年から雇ってください」とプレゼンしました。先生は「すぐには決められない」と言ったのですが、「ダメだったらほかを受けないといけないから、今すぐに決断してほしい」と食い下がりました。

おそらく根負けしたのでしょう、最後には「わかりました。オファーします」と言ってくれたのです。そのおかげで、任期付きではありますが職を得て、翌年以降も生きていく目処《めど》が立ちました。

マスコミに登場する博士は、多くの場合、すでに功成り名を遂げた先生方ですから、〝博士〟というと優雅なイメージがあるかもしれませんが、実態はまったく異なります。博士になれば教授になれるわけではなく、厳しい生存競争を勝ち抜かなければならないのです。

◆研究室からテーマを持って出られるか

京大での研究生活はとても楽しく、もっと長くいるつもりだったのですが、1年目の終わりに九州大学の線虫研究の教授からオファーがありました。助教として来ないか、しかも無任期、すなわちパーマネントだというのです。

どうすべきか迷って教授に相談すると、「こんないいオファーを断るやつはいない」と言われました。当然と言えば当然です。

私は福岡へ行き、九州大学大学院理学研究院生物科学部門の助教になりました。

ところで、東大から京大へ、京大から九大へと2回研究室を移りましたが、2回とも私は自分の研究テーマを持って移っています。じつは、これはかなり珍しいことなのです。

研究テーマは、たとえ自分が考えて自分がやっているものでも、その研究室で研究したものです。教授がダメと言えば、持って出ることはできません。老舗料亭や菓子店の暖簾《のれん》分けに際して、本店の客を持って出ることが許されないようなものでしょうか。自分の店を持ったら、そこで新たに顧客を開拓しなければならないのです。

私のポスドク時代、助教時代の研究論文のいくつかは、『ネイチャー』と並ぶ著名な国際的学術誌『サイエンス』や、『ネイチャー』の姉妹誌などに掲載されましたから、将来有望な研究テーマです。研究室で展開したいと教授が考えれば、置いていかざるを得ません。

しかし、私が師事した先生は2人とも、研究テーマを私に任せ、持って出ることを許してくれました。私が頑張ってきたことを認めてくれたのでしょう。


たとえば、研究者が留学する場合、ノーベル賞受賞者など著名な教授の研究室に行くことがよくあります。ノーベル賞を受賞するくらいですから、研究室にはいいテーマがありますし、いい業績を残すことができます。

けれども、その業績を持って帰れないのです。そのため帰国後は大変です。自分の研究室を立ち上げられるだけのいいテーマを一から作ることは、そう簡単ではないからです。

要するに、独立してからも研究できる、研究室から持って出られるようなテーマを作っておけるかどうかが、その後の研究者人生を左右するのです。

（3）犬にできるなら、線虫にもできるはずだ！

①大御所の研究チームにできないことをする

◆長いものに巻かれずに、自分の道を行く

自分のテーマを持って九州大学に移った私は、引き続き線虫の嗅覚研究を展開していきました。ただ、前述のように、線虫の嗅覚研究はアメリカに大御所の研究者がいて、彼女のグループが王道の研究をしていますから、同じことをやっても仕方がありません。

彼女のグループはじつにさまざまな成果を上げています。一例を挙げると、線虫が匂いに接してから嗅覚神経が活性化するまでの「シグナル伝達経路」の決定がそうです。

匂い分子を嗅覚受容体が受け取ると、その刺激によって嗅覚神経内の特定の物質の量が変化し、これに対応する情報伝達経路が開く、といった一連の流れと、それに関わる物質などを明らかにしたのです。

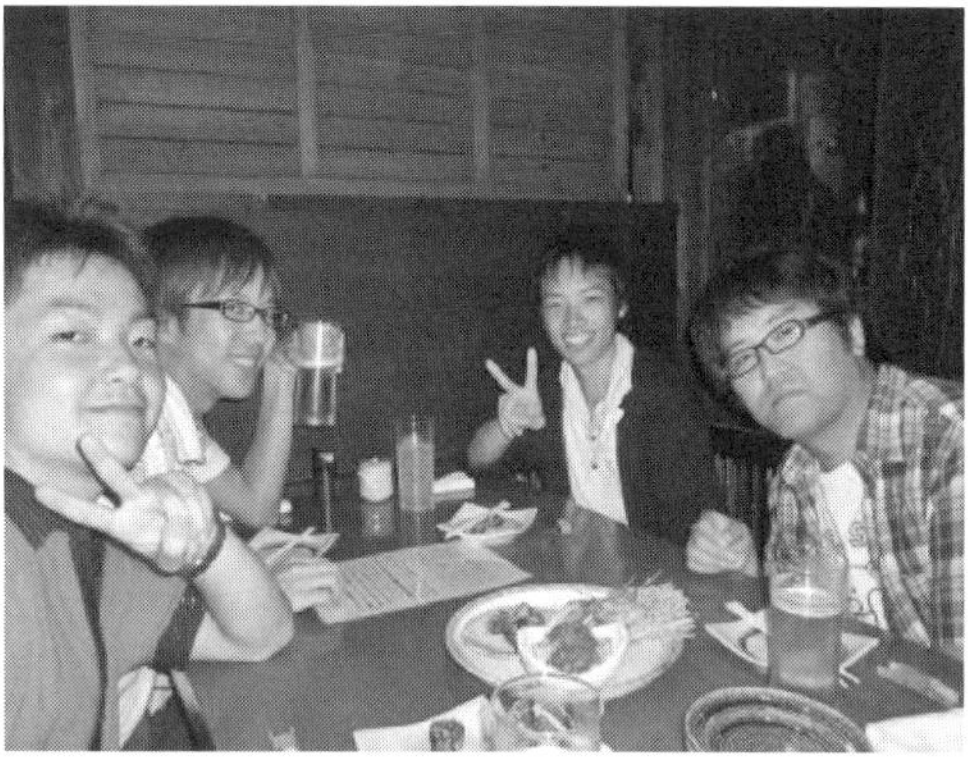

九大助教時代（右端）

私の研究は、基本的なことを彼女たちがほぼ明らかにし終わった時点からのスタートです。スタート時点ですでに、情報量にも技術力にも圧倒的な差があり、対抗しようとしてもかないませんから、多くの研究者は共同研究の道を選びます。彼女の名前が入っていると、著名な雑誌に論文が載りやすいという事情もあります。

日本の研究者には、彼女とは限りませんが、誰か大御所の研究をもとに、テーマを立てる人が多いように思います。そうすれば基本的なところに間違いがない、安心だということかもしれませんが、それでは枝葉末節の研究しかできません。メインのところは大御所が握っているからです。

それに、本当に大御所の言うことに間違いはないのでしょうか？

実験をし、解析をして、大御所の出した結果と異なる結果が出たときに、多くの人は自分が間違ったと思ってやり直します。自分が拙《つたな》いから異なる結果が出たと思うのです。

しかし私は、そうは思いません。「もしかしたら、大発見かもしれない」と思います。大発見は往々にして、予想外の結果から生まれるからです。もちろん、その結果が間違いでないかどうか、厳密に検証する必要はありますが。

研究者の中には、論文を読むのが大好きな人たちがいて、実験をせずに論文ばかり読んでいたりしますが、そうなるとどうしても、論文に引っ張られてしまいます。先入観にとらわれてしまうのです。

私としては、目の前で起こっていることを素直に受け止め、注意深く考察することの方が、膨大な数の論文を読破することよりも大事だと思っています。

教科書や論文に書かれていることは、あくまでも過去の知識であり、未来の知識ではないのです。

◆手技と勘を磨いて、他者にできないことをする

大御所のグループと同じことをしても、私一人ではその業績を超えることはできませんから、知恵を絞らなければなりません。彼女たちがやらないこと、もしくはできないことをするのです。

彼女たちがやらないことという意味では、匂いの濃度による嗜好性の変化に着目したことは、先に述べたとおりです。

さらに私は、解析技術を高めることを目指しました。ひたすら実験をし、その経験を通して、自分の手技と、起こったことをどう判断するかという勘を磨いていったのです。

当時の私は、線虫研究者の中で世界一たくさん行動実験をしていると自負していましたが、それが功を奏して発見できたことの一つが、「経験による線虫の嗜好性の変化」です。

私たちは、お腹が空いているときにご飯の匂いを嗅ぐと「おいしそうだ」と思いますが、ご飯を食べてお腹がいっぱいのときに嗅ぐと「もういらない」と思います。

これが「経験による嗜好性の変化」で、同様の現象が線虫にもあるのです。線虫が「もう結構です」と言うわけではありませんが、好きな匂いを嗅がせてから同じ匂いへの走性を調べると、本来ならば近寄って行くはずなのに、遠ざかるのです。

同じ匂いを嗅ぎ続けていると感じなくなるという嗅覚の「順応」が線虫にもあることは、大御所グループがすでに発見していました。ただしこの現象は、30分以上匂いを嗅がせておいて、そのあとどうなるかを見たものです。

それに対して私の実験では、匂いを嗅がせる時間は5分です。ごく短時間で起こる反応であり、相当手際がよくないとできない実験です。何しろ走性を見る線虫は1匹というわけではなく数十匹ですし、好きな匂いを「嫌い」になっている時間も長くはないからです。

おそらく私以外に、これほど短時間に起こる線虫の嗜好性の変化を突き止められる研究者は、ほとんどいなかったのではないでしょうか。

◆体内のタンパク質の活性化の可視化に成功

そのほかに、単一のタンパク質の活性化を可視化することに世界で初めて成功した、ということもあります。

これの何がすごいかというと、一つには、ある程度の大きさがある組織ではなく、たった1つのタンパク質分子、つまり極小の物質の、しかも微妙な変化を目で見てわかるようにしたことです。そしてそれによって、実際に生きている生物の体内での変化が、目で見てわかるようになったことです。

この研究で可視化したタンパク質は、線虫の嗅覚神経上にあって情報伝達を担う物質、「Ｒａｓタンパク質」です。Ｒａｓタンパク質は、細胞の分化や増殖などを制御して、がんを含む多種の疾患の原因となる分子でもあります。そのため多くの研究者が研究していますが、それまでは、生きている生物の体内で、いつどのように活性化・不活性化するかは不明でした。

具体的には、線虫の嗅覚神経上のＲａｓタンパク質に、Ｒａｓタンパク質が活性化すると〝発する蛍光が変化する〟物質を、遺伝子操作によって組み込みます。この物質は、Ｒａｓタンパク質が活性化すると黄色く光り、不活性化すると青く光ります。

この線虫に、光を当てながら匂いを嗅がせたのです。

すると、匂いを嗅がせた数秒後に黄色く光り、さらに数秒後に青く光りました。

これまでＲａｓタンパク質は、培養細胞を使った実験で、数分から数時間で活性化すると報告されていましたから、これほど短時間の変化は予想外でした。

このときは、のちに線虫がん検査の研究をするとは思っていませんでしたが、この基礎研究が線虫がん検査の証明実験に生きました。線虫ががん患者の尿の匂いに反応することを証明する際には、複数の技術を用いましたが、これもその一つとして用いたからです。

つまり、嗅覚神経が活性化したことを可視化して、「確かに匂いに反応している」と証明することができたのです。

②研究室の独立と、研究費の獲得

◆厳しいけれど、むしろラッキー

２００５年に九大に移った私は、助教として研究室の研究を補助しながら、自分の研究を続けていました。ただし正確にいえば、２００５年の時点では「助教」ではなく「助手」でした。

２００７年の学校教育法改正によって、それまでの「助教授」が「准教授」になり、助手が助教と助手に分かれたのです。

助教と助手がどう違うかというと、主に自らの研究をしたり授業を担当したりする者が「助教」、主に教育研究の補助をする者が「助手」です。

法的には、助教でも独立して自分の研究室を持ったり学生を指導したりできるようになったのですが、現実にはそうはなりませんでした。これは九大だけでなく、多くの大学で同様だったと思います。

ところが私は、助教であるにもかかわらず、独立して研究室を持つことになりました。特別に優秀だったから大学側が認めた、というわけではありません。私は長い物に巻かれない性格ですから、教授が決めたことに対しても「なぜそうするのか」と疑義を呈したり、方針に納得がいかないときは反論したりもします。教授にしてみれば非常にやりにくかったのでしょう、「独立して自力で研究室を運営しなさい」ということになったのです。

かくして私は、２０１０年から自分の研究室を持ち、自力で運営することになりました。

自力で運営するとは、研究費を自分で獲得しなければならないということです。研究費を得るには、日本学術振興会をはじめとする各種団体に申請書を提出し、審査に合格しなければなりませんが、これが難しいのです。

教授ならばすんなり通るはずの申請も、助教が出したのでは通らない。申請が通っても、もらえる額が教授より一桁少ない。そんな状況です。

しかし、厳しいけれどラッキーだと、私は思いました。思う存分、自分の力が試せるからです。

◆研究テーマを山ほど考える日々

研究室運営にあたってまず考えたのは、学生たちが自主的に行動するように、楽しい雰囲気にしようということでした。

聞くところによれば、研究室の中には、まるで軍隊のように、学生を長時間こき使って使い捨てにするところもあるそうです。しかし、それでは学生もイヤイヤ来て、ダラダラ作業をこなす状態になってしまい、研究者としての力が身につきませんし、研究室の業績も上がりません。

そこで、「さっさとやって、5時になったら終了して、遊びに行こう！」という方針にしたのです。

これが大正解でした。研究室が明るく楽しくなって、来いと言わなくても来るし、業績を上げる学生も出てくる。隣の先輩が業績を上げているから、自分も頑張る。そんないい循環が生まれたのです。


研究費獲得に関しては、普通に書いて申請したのでは通りませんから、人間に応用したら何かが起こるかもしれないとか、世の中に生かせるかもしれないといったテーマを山ほど考えました。ほかの人が思いつかないようなオリジナリティのあるテーマを考えて、せっせと申請書を書いたのです。

たとえば、寿命が延びる匂いです。線虫は寿命が20日間と短いため、寿命の研究をするのに適しています。「ある遺伝子を壊したら寿命が延びる、もしくは縮む」などという研究に使えるのです。

私の場合は、線虫に嗅がせながら飼うと、寿命が延びる匂いがあるのではないかと考えました。その匂いを突き止めて香水かアロマにして売り出せば、売れるのではないだろうか、と。

実際に、「この匂い、寿命が延びるかも」という匂いはありました。また、記憶が長持ちする匂いがあることもわかりました。ある匂いを嗅がせると、明らかに線虫の記憶が長持ちするのです。

ただ、あくまでも線虫での実験結果ですから、それを商品化した場合、どう受け止められるかは未知数です。今ならば、線虫の認知度が少し上がりましたから、いけるかもしれませんが、当時は線虫と言っても誰も知らないような状態です。時間をかけて実用化しても、売れない可能性が高いだろうと思いましたし、がん検査の研究が忙しくなったこともあり、それ以上突き詰めて研究していません。

また、匂いの濃度によって好みが変わる現象が線虫にも人にもありますから、そのメカニズムを追究すれば、人に応用できるかもしれない。食品や香料の開発において、どんな匂い濃度にすればいいかが客観的にわかるようになるかもしれない、とも考えていました。

◆「がんの匂い」が降ってきた

がん探知犬の研究をしている人と話をしたのは、そんなあれやこれやを考え続けていたときでした。「犬にできるなら、線虫にもできるに違いない」と思ったこと、線虫の方が犬よりも嗅覚受容体の数が多いことはすでに述べましたが、さらに続きがあります。

犬での「がん探知」の実用化は難しいという話を聞いて、線虫ならば実用化可能だと思ったのです。

なぜがん探知犬の実用化が難しいかというと、犬は1日に5検体ほど調べると飽きてしまうのだそうです。犬の精神年齢は人間の3～5歳と同じくらいと言われているようですから、わかるような気がしますよね。

日本でがん検査を受けた方がいい人、すなわち中高年は、およそ人口の半分で、6000万人です。1日5人しか調べられないとすると、いったい何匹犬がいればいいのかわかりません。

また、犬には個体差があります。がん探知犬に向く犬と向かない犬がいますし、訓練もしなければなりません。訓練費や飼育費も高額です。

さらに犬には、人の身振りや表情を読み取る能力があります。「トレーナーの表情を読み取って当てているんじゃないのか」という批判が、どうしても出るのです。

そこへいくと線虫は個体差がなく、訓練も必要なく、どんどん増える上に飼育費用も安価で、人の表情を読むこともできません。「そっちへ行くな！」と念を送っても、思い通りには動いてくれません。生き物ではありますが、限りなくデジタルに近いと言っていいでしょう。

これが2013年5月のことで、私はさっそく実験に取り掛かりました。そして1か月後にはもう、線虫はがんの匂いを嗅ぎ分けられる、これでいけそうだとわかりました。そこからさらに1か月半後には、検体は薄めた尿でいいことがわかり、精度検証実験に取り掛かっています。

まさに「がんの匂いが降ってきた」という感じであり、この流れは、人生で初めて書いた論文が『ネイチャー』に載ったときに似ていると、私は思いました。すごい成果が出るときの流れはよく似ているのです。

私は興奮し、一気に論文を書き上げました。その年の年末には特許申請をし、学術誌への論文投稿も始めていました。

ただし今回は、なかなか掲載が決まりませんでした。あくまでも推測ではありますが、あまりにも飛び抜けた結果だったために、査読者が警戒したのかもしれません。

というのは、『ネイチャー』2014年1月30日号に掲載されたSTAP細胞に関する論文が、物議を醸《かも》していた時期だったからです。「また同じようなことを起こしてはまずい」と、誰もが思ったはずです。

一方、私は気が気ではありませんでした。線虫の嗅覚を利用することに気がつきさえすれば、このテーマで研究を進め論文にすることはそう難しいことではないからです。そして、線虫の研究者ならばみんな、線虫の嗅覚が優れていることを知っています。論文は、早く掲載された者勝ちです。いくら「私の方が先に考えついたんだ」と言い張っても、発表されていなければダメなのです。

いくつかの学術誌に出しては却下され、最終的に掲載されたのは2015年3月。論文を投稿し始めてから1年3か月後でした。

第4章

研究から起業へ——N－NOSE実用化のステップ

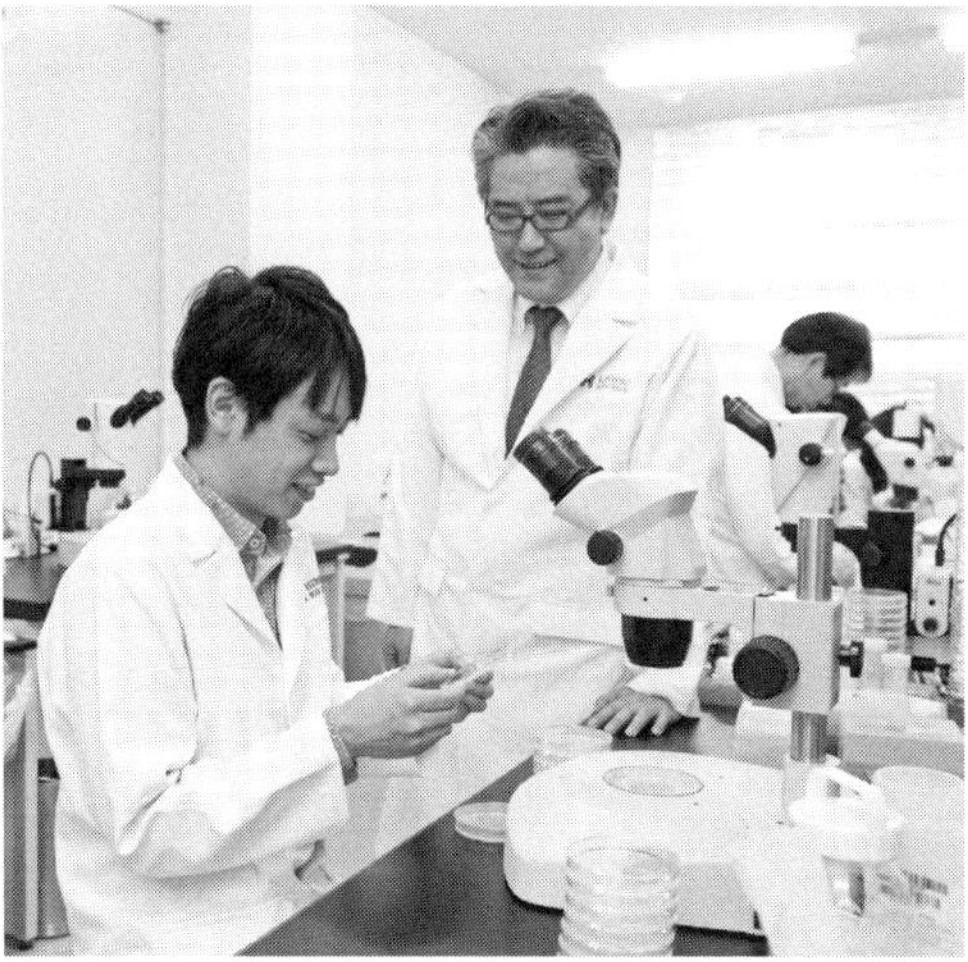

研究者を大事にすると、優秀な人が集まってくる

（1）「研究者は経営に向かない」は本当か？

①「ゼロ」から「1」を作るだけでなく、「1」を「10」にするには？

◆なぜか長いものに巻かれて、挫折を経験

２０１５年３月12日。論文が掲載されて報道が解禁され、新聞各紙に記事が載ったとたん、テレビ局をはじめとする取材が殺到しました。と同時に、共同研究したいという企業や、起業コーディネーターなる人々が、一斉に押し寄せました。

そして異口同音に「この技術を多くの人々のために役立てたい。実用化しましょう」と言いました。中には本心からそう考えている人たちもいましたが、「お金の匂いがする。儲《もう》か

りそうだ」という本音が垣間見える人たちも大勢いました。

私自身はというと、この時点までは「実用化は誰かがやるだろう」という程度に考えていました。というよりも、何も考えていなかったと言った方がいいかもしれません。研究者にとって「実用化」とは、記者会見における常套句《じょうとうく》のようなものだからです。

みなさんも、テレビや新聞で「私たち〇〇大学研究チームが、このような素晴らしい技術を発明しました。5年後の実用化を目指しています」などと言っているのを目や耳にしたことがあると思います。

しかしあれは、そう言わないと許されないから言っているだけで、本当に5年後に実用化できると考えている人は少ないはずです。「この報道が目立って、研究費をもらえればいいなあ」というのが本音でしょう。

特に私は、基礎研究の研究者ですから、ゼロから1を生み出すのは得意というか、それが本業ですが、実用化は1を10にする仕事であり、苦手意識がありました。やったこともなければ、どうすればいいかもわかりません。

ただ、一斉に押し寄せた人たちを見ていると、「ヘタをしたら、とんでもない検査ができてしまう」ということはわかりました。

ほかにはない唯一の、しかも精度の高い検査です。1回10万円の検査にして、お金持ちだけを対象にすることだって、できなくはないのです。

しかしそれでは、私の理念に反します。私はこの検査を、できるだけ多くの人に受けてもらいたいと思っていたからです。そうでなければ、画期的な発明なのに、世の中の役に立ちません。

そこで、実用化に際しては自分自身がある程度タッチするしかないと、覚悟を決めました。

しかし初めは、自分が社長になろうとは考えませんでした。苦手意識もありましたし、10年ほど前に大学発ベンチャーがはやったとき、研究者が社長になって結局は会社を潰《つぶ》したケースが多々あったことを知っていたからでもあります。

それに、このときはなぜか起業のノウハウ本も読み、「研究者が社長になるのはやめた方がいい」と言う周囲の言葉にも耳を傾けてしまったのです。

ほかのみんなが「酵母」と言っても、自分だけ「線虫」を選んだ私なのに。大御所の研究チームとは違うことを見つけてきた私なのに。助教なのに教授に反対意見を言って研究室を追い出され、いえ、独立した私なのに。論文ばかり読んで過去の知識をいくら吸収しても新しいことはできないと、うそぶいてきた私なのに。

魔がさしたとしか言いようがありません。

それやこれやで、このときは自分が社長にならずにベンチャー企業を立ち上げたのですが、1年で見切りを付けました。まったくうまくいかなかったのです。

◆目先の資金よりも、理念が大事

ただしこの挫折は、無駄ではありませんでした。理念を実現するには、自分で考えて正しいと思ったことを、自分でやっていくしかないと学んだからです。自分が社長にならず、研究者という立場でタッチするだけでは、理念を貫くことはできないとわかったのです。

とはいえ、最初から私が社長になっていたら、それはそれで失敗していたと思います。もしも私が最初から社長になっていたら、当時は起業のノウハウ本を真剣に読んでいましたから、ベンチャーキャピタルに出資してもらっていただろうと思うのです。

資金も担保もないベンチャーが起業する際には、ベンチャーキャピタルに出資してもらうのが一般的です。本にもそう書いてありますし、起業コーディネーターもそう言いました。

ベンチャーキャピタルは未上場企業に出資し、役員を送り込んで、内部から経営に参加したり、外部からコンサルティングを行なったりして、成長を支援します。そして上場後に、取り分の株式を売却したり、事業そのものを売却したりすることで利益を得ます。

要するに、ベンチャーキャピタルの主な目的は株式を上場させることであり、利益を出すことです。投資機関ですから、それが当然です。

しかし、こちらの目的はそうではありません。株式上場などしなくて構わないし、巨益を生み出すことよりこの技術を広く普及させることを重視したい。自分の発明を世の中の役に立てたいのです。

おそらく、ノウハウ通りにベンチャーキャピタルに出資してもらっていたら、この思いを貫くことはできなかったでしょう。利益を出せる会社にはなったかもしれませんが、それだけの会社で終わったかもしれません。

研究のようなお金のかかることは極力せずに、ひたすら今ある技術を売って利益を出す。それを目的とした、志の小さな会社になってしまったかもしれないのです。

②研究と資金調達、どちらを先にするべきか

◆会社の価値を上げてから資金を調達する

一度目の会社での経験を教訓にし、改めて自分が代表になって、新たな会社（株）ＨＩＲＯＴＳＵバイオサイエンスを設立したのは、２０１６年８月でした。資本金は自分で出した１０００万円。個人的には大金ですが、会社の経営資金としては頼りない金額ですから、早急に出資者を見つけなければなりません。

しかし、ベンチャーキャピタルには頼りたくありませんでした。資金集めが難航するなか、それでも私は、人、特に研究者をどんどん雇っていきました。企業価値を高めるには、研究開発が重要だと思ったからです。

そしてまた、先に企業価値を上げてから資金調達をした方が、有利だと思ったからでもあ

ります。

一般的には、先に資金を集めます。資金を集め、それを使って事業を進め、企業価値が上がり、また資金を集めて事業を進める、という繰り返しです。このパターンなら経営資金が底をつく心配はありませんが、ある程度まとまった資金を先に手にするには、大量の株を手放さなければならないでしょう。資金調達する時点では、株価がまだ安いからです。

株が大量に人手に渡れば、支配権や拒否権が生じて、自分たちの理念を追求することができなくなる危険性もありますから、それは避けなければなりません。

では、先に企業価値を高めてから資金調達をしたら、どうでしょうか？　同じ金額を得るために手放さなければならない株は、企業価値が高い方が少なくて済むはずです。

そのように考えて、私は先に企業価値を高めるべく研究者を雇い、研究を進めました。内心はハラハラ、常に通帳残高をにらみながらでしたが、それでも勇気を持ってやるしかないと腹をくくっていました。１回失敗したことで、理念を貫くには、自分が正しいと思った方法でやり抜くしかないと、わかったからです。

やっと最初の出資者が見つかり、資金が入ったのは翌年３月。社員はすでに30人を数えていました。

◆交渉相手は経営者を見ている

そのあとは、銀行系キャピタルからの資金も得て、研究を進めていきました。同じベンチャーキャピタルでも、銀行系は経営への影響が少ないためです。その代わり、投資金額が3000万円から5000万円程度で、あまり大金は望めないところが難点ではあります。

研究費を国からもらう方法もありますが、これはあえて視野に入れませんでした。国からの研究費は、まず申請書を書いて提出し、審査を受けるのに半年待ち、お金が下りるまでさらに半年待たなければなりません。大学ならばそれでいいかもしれませんが、企業となると、そのスピードでは間に合わないのです。

大幅に資本金を増やしたのは、創業してちょうど2年目の2018年8月です。創業からの2年間で研究開発を一気に進め、誰もが認めるところまで企業価値を高められた、と確信したからです。

具体的には、株価が上昇し、大金を調達しても支配権に揺るぎがないことを見極めたからです。第三者割当増資によって事業会社6社、銀行系キャピタル2社から、総額14億円を調達することができました。この資金によって、これまで以上のスピードで研究開発を進めるとともに、全国展開に必要となるさまざまな準備も行なえるようになったのです。

研究開発は順調に進んでいましたが、その技術を使ったサービスを提供するという点においては、私たちはまだ実績のない企業です。それにもかかわらず14億円もの資金を得られたのは、自分たちの価値に絶対の自信があり、ブレることがなかったからだと思います。

交渉の場においては、簡潔にわかりやすく説明することや、目標を明確にすることなども大事ですが、何よりも大事なのは、経営者がブレないことではないでしょうか。

経営者の言っていることがその都度ブレたり、自信がなさそうだったりしたら、誰もそんな企業と手を組もうとは思わないでしょう。交渉相手は経営者を見ているのです。

◆日本のベンチャーは人材確保が難しい

起業にあたっての最大の課題は資金調達でしたが、人材確保も大きな課題でした。

ただし、研究者に関してはスムーズに確保できました。なぜかというと、日本では研究者が能力に見合った待遇をなかなか得られない、はっきり言えば冷遇されていることが多いため、研究者を大事にする企業だとわかったとたん、優秀な人材が集まってきたからです。

　また、私の業績を見れば、どのような研究をしてきたかがわかるため、研究者はそれをもとに判断してくれた、ということもあります。


　難しかったのは、研究者以外の人材です。ベンチャー企業では即戦力が必要ですが、日本ではまだ欧米ほど転職が一般的ではありません。しかも今後どうなるかわからない、いわば最もリスクが高く、かつ給与が最も安いタイミングで、優秀な人材を確保しなければならないのです。

　最初のうちは少人数で何もかもやらなければなりませんから、１人で何役もこなせる人が必要です。しかし、そのような人材は、すでに重要なポジションに高い給与で就いています。その地位と報酬をなげうって、一介のベンチャーに転職してもらうのは非常に難しいのです。

　それでも、当社の理念に共感し、自分の夢を重ねて入ってきてくれる人がいて、今は順調に会社が回るようになりました。振り返ってみれば、自分たちのやっていることに絶対の自信があること、ブレないことが、人材集めにおいても物を言ったのだと思います。

③臨床試験の仕組みを知らなかったからできたこと

◆講演会で共同研究病院を募集

線虫がん検査を実用化するには、会社設立ともう一つ、クリアしなければならない課題がありました。臨床試験です。

論文を書いた時点では、２４２人（がん患者24人、健常者２１８人）の尿について線虫の反応を調べ、感度・特異度ともに90％以上という結果を得ていました。

しかし、この症例数で実用化するのは無謀です。

２４２人のデータといっても、含まれるがん患者は24人ですから、これで医師が納得するかといえば、しないでしょう。共同研究病院を見つけ、臨床試験を行なって症例数を増やし、数が増えても精度が高いことを証明しなければなりません。

とはいえ、研究に協力してくれるような医師の知り合いはいません。

そこで私は、講演会など人前で話す機会があるたびに、「共同研究をしたいので一緒にやりませんか」と言って、協力病院を募《つの》ることにしたのです。

このような方法を採ったのは、講演を聞いて、私の人となりを知ってもらいたいと考えていたからでもあり、臨床試験の仕組みを知らなかったからでもあります。

臨床試験を実施するには、臨床試験計画書や手順書など、さまざまな書類を揃え、臨床試験を行なえるだけのスタッフと設備の整った病院を見つけて申し込み、病院の審査委員会で安全性・科学性・倫理性・妥当性などが適正であると認められる必要があります。

非常に煩雑《はんざつ》で労力を要するため、書類作成や医療機関とのマッチング、データ解析などを専門に行なう、医薬品や食品の臨床試験支援の企業もあるほどです。

もしも私が臨床試験の仕組みを知っていたら、講演会で直接医療機関に呼びかけたりせずに、このような企業を利用していたかもしれません。

ちなみに、臨床試験と似た言葉に治験《ちけん》がありますが、人における試験一般を「臨床試験」と呼ぶのに対して、国の承認を得るために薬の候補を用いて行なう臨床試験を「治験」と呼びます。

ともあれ、私の呼びかけに応えて最初に手を挙げてくれたのは、鹿児島共済会南風病院でした。南風病院には臨床研究をサポートする部門「臨床応用開発室」があり、その室長の吉永拓真先生が私の講演を聞いて手を挙げてくれたのです。

民間病院で臨床研究をサポートする部署があるところは少なく、多くの場合、医師が個人的に臨床研究をしているのが実情です。そのような状況のなか、南風病院はサポート態勢をしっかり整えて、臨床研究に力を注いでいる、数少ない病院の一つです。

南風病院と最初に知り合えたことは、私にとって非常に幸運でした。最初の共同研究がうまくいかなかったら、あとに続く病院は出てこなかったかもしれないからです。臨床試験をするには、臨床試験計画書などさまざまな書類を作成し、審査委員会に諮《はか》って承認されなければなりませんし、患者さんに説明して協力してもらわなければなりません。

がんの診断を受けた患者さんに、臨床試験への協力を切り出すのは医師にとって気の重いことですし、手間がかかる上に、うんと言ってもらえないこともあります。ハードルが高く、うまくいくかどうかわからないため、二の足を踏む医師が多いのです。

N－NOSEの臨床研究で最初に患者さんに説明してくださった南風病院の仁王辰幸先生（当時。現クリニック1にしあいら院長）は、「ほとんどの患者さんが研究に参加してくださ

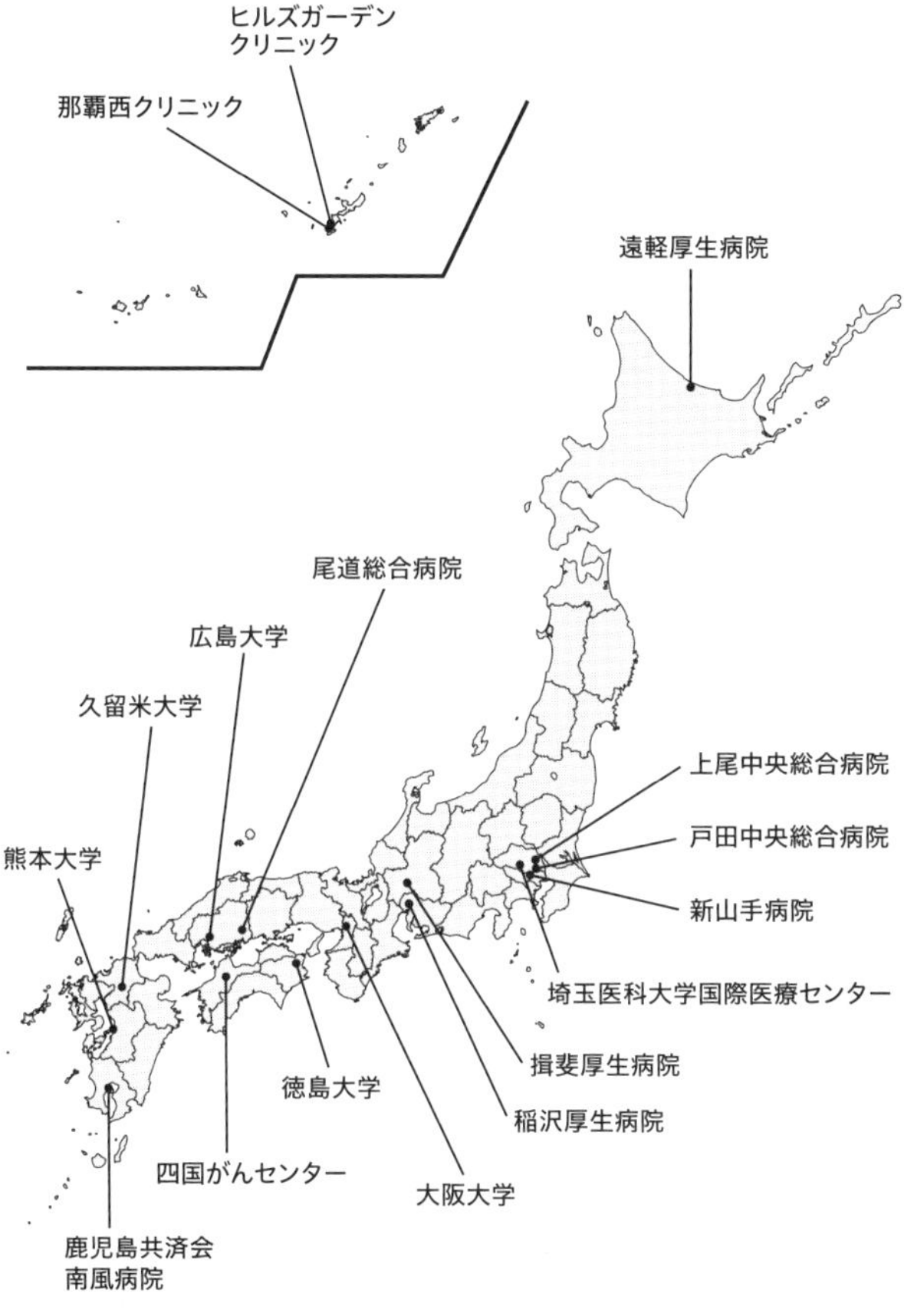

図10 国内の共同臨床研究拠点（医療施設・大学）

いました。尿を採取するだけなので抵抗感が少なかったのではないでしょうか」とおっしゃっていましたが、私としては、仁王先生の温かいお人柄にあずかるところが大きかったと思っています。信頼している医師の言葉だからこそ、患者さんはうんと言ってくれたのです。

南風病院の臨床研究が無事審査を通り、患者さんも同意してくれることがわかり、研究が順調に進み始めたことで、ハードルが下がったようで、「それならば、うちもやってみようか」と手を挙げてくれる病院が増えてきました。現在、共同臨床研究拠点は、国内17施設、海外1施設（2019年4月現在）にまで増えています。

◆「自分の研究」として臨床試験をしてもらう——一緒にやるという発想

臨床試験を実施するには、莫大なお金がかかります。抗がん剤を投与するような臨床試験であれば、トータルで何百億円もかかるのが普通です。

線虫がん検査の場合は、検体を提供してもらって私たちが調べるわけですし、尿は検体の中では安い方だと思いますが、それでもそれなりのお金が必要です。1検体1万円としても、1000人分なら1000万円です。

会社を設立したばかりで資金もないのに、とてもそんなお金は払えません。

では、どうするか？　私は発想を変えました。私の研究に協力してもらおうと思うから、お金を払わなければならないのだ。彼ら自身の研究であれば、お金を払う必要はないのではないか、と。

そこで論文を書く権利を、臨床試験をしてくれる医師に譲《ゆず》りました。具体的には、第一著者として論文を書いてもらうことにしたのです。

論文には通常、複数の著者がいます。タイトルの下に著者名がズラズラッと記されているのですが、そのトップ、第一著者が最も貢献度の大きい著者であり、論文は基本的に第一著者のものなのです。

医師の世界では、教授になるならないというような際に論文の数が物を言いますから、第一著者であることはとても重要です。２番目や３番目に名前が載るのとは大きく違います。

というわけで、自分の研究として臨床試験をし、第一著者として論文を書いてくださいとお願いしたところ、「それならば無償で協力します」と言ってもらえて、お金がなくても臨床試験を実施できました。

のちにこの話を人にしたところ、「うまいこと考えたね」と言われましたが、うまいことやろうと考えたわけではありません。第一著者になることで相手も喜び、こちらもお金がかからずに済むなら、それがいちばんいいと思ったのです。

大きなお金を用意してトップダウンでやるのではなく、「みんなで一緒にやりましょう」というこの方法は、まさにベンチャーの戦い方だったと、今にして思います。

◆各がん種75例、計2000例がゴール

ところで、臨床試験をする際には、いったいどれくらい症例を集めればいいのでしょうか？　1000でしょうか、10000でしょうか、それとも1万？

線虫がん検査の場合は、検体が尿ですからノーリスクですが、薬を投与する場合などはリスクがあります。予期しない副作用が起こることもあるわけで、症例数が多ければいいというわけではありません。

そこで、そのような試算の専門家である生物統計家に、これくらいあれば信用に足るという症例数を出してもらいます。

線虫がん検査の場合は、各がん種75例という結果でした。この数をメジャーながん種にか

ければいいけると、約１０００。健常者もそれに合わせて１０００で、合計２０００例ほどあればいいことがわかりました。

共同臨床研究拠点が増えたことで症例は順調に集まり、現状でがん患者が１３９２、健常者が５１４です（19年４月末現在）。この段階での感度（がんがある人をがんだと判定する確率）は84・5％、特異度（がんがない人をがんではないと判定する確率）は91・8％です。

これらの感度・特異度は、論文を書いた基礎研究の時点から現在まで、症例の多寡《たか》によって大きく変動することなく、ほぼ同じ水準で推移しています。信頼に足る数値だと言っていいでしょう。

と同時に、私の研究が正しかったことを改めて証明するものであり、線虫がん検査の有用性を証明するものでもあります。

（2）予想を上回った実用化への期待

◆まずは「健保組合」に狙いを定める

会社を立ち上げ、スタッフも集まり、研究所と本社の体制も整ってきました。増資をし、共同臨床研究拠点も増えました。

次は販売ルートです。いくらいい商品でも、販売ルートがなければ売ることはできません。食品や衣料品ならば、実店舗とネットの2ルートで考えるところですが、検査の場合はどうでしょうか。

私が最初の販売先として考えたのは、健保組合です。職場の健康診断には必ず尿検査が含まれますから、そこに組み込んでもらえば、組合員は時間や手間をいっさい余分にかけることなく、線虫がん検査N－NOSEを受けることができます。

また、健保組合の中には、組合員に補助金を出して腫瘍マーカー検査を受けさせているところもあります。腫瘍マーカーの場合、３種類ほど組み合わせるのが一般的で、１種類数千円程度ですから、全額補助ならば１人につきそれなりの金額がかかります。

それに対してN－NOSEは、ほぼ全身のがんのリスクを調べることができ、また精度も比べ物にならないほど高いのに、８０００～９０００円程度の想定ですから、費用は相対的に見て安く済みます。

そこで私は、「先行予約を受け付けます」と、またしても講演会で募ってみました。今回は健保組合の責任者などを対象にした講演会です。

反応は予想以上でした。福岡と名古屋だけで、初年度の検査受け入れ予定数25万を大きく上回り、先行予約に応募した健保組合の組合員を合計すると、50万近くに上ったのです。論文の報道が解禁されて取材が殺到したときと同様、期待の大きさを実感した瞬間でした。

◆国内の利用者6000万人に対応する

50万という先行予約数はあくまでも福岡と名古屋だけで、そのほかの地域の健保組合や自治体などは含まれていません。検査は初年度25万検体と見積もっていたのですが、それでは少なすぎることがわかったのです（ちなみに、年間25万検体というのは検査業界の常識からはあり得ないほど強気な数字だそうです）。

中高年のいわゆる〝がん年齢〟の人たちは、日本国内に約6000万人いますし、その人たちの期待に応えるには、検査態勢を強化しなければなりません。

検査態勢強化策の1つ目が、自動解析装置の導入による効率化です。これはN－NOSEの実用化に必要不可欠ですから、機械メーカーに協力を仰ぎ共同で開発を行なっています。すでに試作機の1号機は完成し（19年4月現在）、最も手間のかかる工程については自動化に成功しました。

2つ目は解析センターの増設です。異なる場所で解析を行なっても同様の結果が出ることは確認できていますから、あとは数を増やすだけ。初めは1か所からのスタートになると思いますが、ゆくゆくは全国5か所程に大規模な解析センターを置くことを視野に入れています。また、解析センターの効率的な運用の仕組みや、尿検体の運搬についても、協力企業との協議を進めています。

このような地道な作業を経て、ようやく検査態勢が整いつつあります。あとは検査開始を待つばかりです。

第5章

N-NOSEが世界を変える

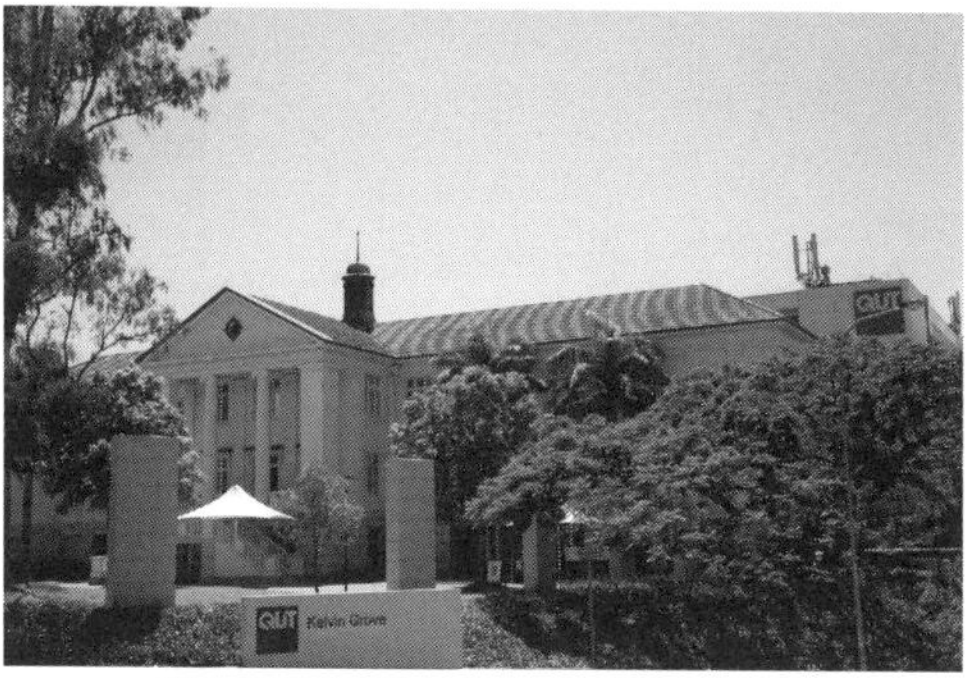

共同研究を進めるクイーンズランド工科大学

（1）世界の中のN－NOSE

①2027年、推定8億1000万人がN－NOSEを利用

◆コストが安く、開発途上国でも導入可能

私は、線虫がん検査N－NOSEが、日本国内だけでなく、世界中に普及することを目指しています。がんは世界各国で死亡原因の上位を占める共通の脅威であり、N－NOSEが世界に普及して、がんを早期発見・早期治療できるようになれば、その意義は非常に大きいからです。

「世界がんレポート　2014年」（国際がん研究機関：IARC）によれば、2012年

には年間１４００万例だったがんの新規発症数が、20年後には２２００万例に、がんによる死者は８２０万人から１３００万人に増加すると推計されています。発展途上国の生活が豊かになって、平均寿命が延びることなどが主な原因です。

いくら全世界の合計とはいえ、１３００万人とは、東京都の人口とほぼ同数です。がんのせいで毎年、地球上から東京都が丸ごと消えてなくなるようなものなのです。

このような状況を受けてＩＡＲＣは、がんとの闘いには、治療だけでなく、生活習慣改善などによる予防、そして早期発見が重要であると訴えています。

Ｎ－ＮＯＳＥが大きな意義を持つのは、早期発見・早期治療を可能にするからですが、同時に、導入・維持のためのコストが安く、発展途上国でも充分に導入・維持が可能だからでもあります。

がんの脅威は、寿命の延伸とともに発症数や死亡数が増加する発展途上国において、今後急速に深刻化すると考えられます。しかし、発展途上国では、高額な検査機器を数多く導入することは難しく、安価で精度の高い検査こそが必要とされるのです。

私たちは実用化から7年後の２０２7年には、日本国内６０００万人、東アジアと東南アジアで2億人、インドで1億人、ヨーロッパで3億人、北米で1億5000万人、合計8億1000万人に、N‐NOSEが普及することを目標にしています。大きな数字ですが、不可能ではないと思っています。

そして、この数字に含まれていない中南米や中近東、アフリカにも、順次、N‐NOSEを普及させていくつもりです。早期発見・早期治療が世界中で可能になり、すべての人にとってがんが脅威でなくなる日が来ることを、目指しているのです。

◆世界のがん検査ベンチャーの中でも群を抜く精度

がんは世界共通の脅威ですから、治療薬や治療法の開発に、世界中の研究者と企業がしのぎを削っているわけですが、同様に検査法でも、世界中の研究者と企業がしのぎを削っています。

そんな状況を表したのが次の図（**図11**）で、世界の主ながん検査ベンチャーの技術と資金が一目でわかります。

縦軸が検査の感度、横軸ががんのステージ、円の大きさが、その企業に投資された金額で

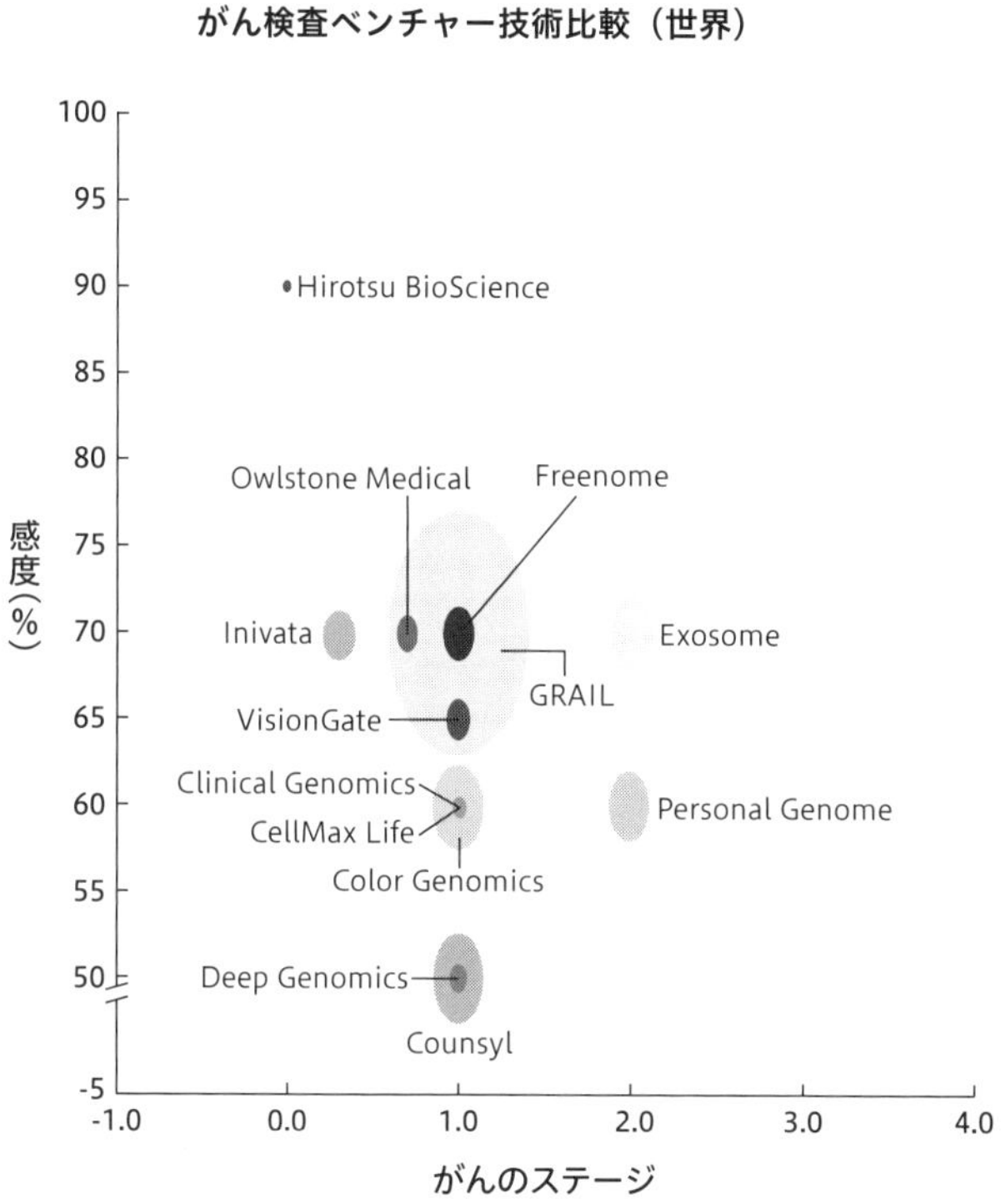

・円の大きさはその企業に投資された金額を表す。中央左のGRAIL社は1000億円。
・HIROTSUバイオサイエンスは感度（縦軸）においても、がんのステージ（横軸）においても精度は群を抜いている。

図11 世界のがん検査ベンチャーの技術と資金の比較

す。がんのステージが低いときに感度が高いほどいい検査だと言えますから、この図で見る限り、いちばん左でいちばん上にある当社の検査が最も優れた検査です。

そして円の大きさ、すなわち資金が最も少ないのも当社です。少なすぎて、円がどこにあるのかわからないほどです。ちなみに、円が最も大きいＧＲＡＩＬというベンチャー企業が集めた資金は１０００億円だそうです。

じつはこの図は、外資系企業の研究員が独自に調査して、「御社の技術は世界でも群を抜いていますよ」と言って見せてくれた情報をもとにして作成したものです。

それまで私たちは「Ｎ－ＮＯＳＥは安価で精度が高い」とアピールしていましたが、単に精度だけを比べても、Ｎ－ＮＯＳＥが群を抜いていること、しかも全世界のベンチャーの中で群を抜いていることが、客観的にわかります。

そのことは非常に嬉しいのですが、日本の状況が一目でわかって、少々悲しくもあります。「がんの治療法や検査法の研究に莫大な研究費が投入された」ということが大きな話題になることがありますが、日本の場合、その額は数十億円程度です。政府が力を入れている研究でさえ、そうなのです。

ところが世界では、１企業が１０００億円という資金を得て研究している。

この差が、日本の研究者を海外に流出させてしまう一因であることは、明らかでしょう。

②海外でも始まった共同研究

◆クイーンズランド工科大学と共同研究を開始

みなさんは、N－NOSEを海外に普及させる際に、何が必要だと思いますか？　販売ルート、解析センター、現地での雇用、などでしょうか。

もちろんそれらも必要ですが、その前にしなければならないことがあります。日本以外の国の人たちでも、同じ結果が出ることの証明です。

N－NOSEは、尿の中のがんの匂いを線虫が嗅ぎ分けることで判定します。日本人に関しては、その日食べたものや飲んだもの、飲酒や喫煙の習慣の有無、住んでいる地域などによって、結果に差が出ないことはわかっています。けれども、外国の人たちはどうでしょうか？

何十年どころか何世代にもわたって、日本人とは異なる食生活をしてきた人たちです。乳製品を大量に摂取する地域もあれば、肉類を大量に摂取する地域もありますし、インドのように香辛料を大量に摂取する地域もあります。食べ物によって体臭が異なるように、尿の匂いも異なり検査に影響が出るかもしれません。

遺伝子レベルではどうでしょうか。ＤＮＡの分析ができるようになったことで、遺伝的差異が従来考えられていたよりもはるかに小さいことがわかり、現在では「人種」という分類法は、科学的には用いられなくなりつつあります。

とはいえ、だから証明実験をしなくてもいい、ということにはなりません。いくら私が大丈夫だと言っても、使う人が納得しなければ、普及させることはできません。データが必要です。

そこで私は、まずは欧米人でも同じ結果が出ることを証明するために、オーストラリアで共同研究をすることにしました。なぜオーストラリアかというと、欧米人の臨床試験がアメリカの半額でできるからです。

日本の多くのベンチャーは、日本の次はアメリカと安易に考えてしまう傾向にあると思いますが、可能な限り多くの情報を得て、それをもとに、常識にとらわれない戦略を立てるという自身の考え方に則ったつもりです。

共同研究の相手は、クイーンズランド工科大学（ＱＵＴ）。ＱＵＴは約5万人の学生が学ぶ、オーストラリア最大の大学の一つです。

◆今後は研究と事業を同時進行

ＱＵＴとは２０１７年10月に共同研究の合意にいたり、私は招聘准教授という身分を得て、大学内に研究室ももらいました。

同年の冬からオーストラリア人の検体で臨床研究を開始し、現在は基礎検討を終了して、大規模な臨床試験の準備に入ったところです。

ここまでの段階で、Ｎ－ＮＯＳＥにおける日本人とオーストラリア人の違いはまったくありません。感度・特異度ともに、日本人と遜色ない結果が出ています。

結果については予想通りでしたが、驚いたのは、ＱＵＴでの物事の進み方の速さです。

日本の大学では、１つのことを決めるのに何か月、へたをしたら何年もかかります。書類の様式がちょっと違うというだけで、差し戻されたりすることも日常茶飯事です。

ところがQUTでは、意思決定が非常にスピーディなのです。

具体例を1つ挙げると、臨床試験をする際には安全性・科学性・倫理性・妥当性などの審査が必要ですが、日本の大学ではこの審査に通るまでに通常で半年ほどかかります。

ところがQUTでは、1か月で審査が通りました。もちろん審査は厳正です。

なぜこれほど速く進むかといえば、研究開始が遅れることの影響をよくわかっているからです。審査に半年もかかっていたのでは、ほかの国に先を越されるかもしれず、国際競争に勝つことはできないのです。

政治家の動きも日本とは異なります。州政府の大臣が、オーストラリアでも日本と同様の結果が出たことをとても喜び、「非常に素晴らしい技術だ。共同記者会見を開こう」と言ってくれたのです。

日本でも大臣に会うことがありますが、「共同記者会見を開こう」などと言ってくれた人はいません。もしかしたら、失言を恐れているのかもしれませんが。

今後はQUTでの共同研究と並行して、海外での事業化も進めていきます。グローバル化はオーストラリアから始まりましたが、最初に事業化を進めるのは、おそらく市場規模の大きいアメリカになるでしょう。

「アメリカで必要とされるデータはこれとこれだから、その証明実験をオーストラリアでやろう」というように、役割分担をして進めていきます。

海外では日本よりもずっと速く物事が進みます。２０２７年に世界で8億１０００万人がＮ－ＮＯＳＥを利用するという当初の目標は、もしかするともっと早く達成できるかもしれません。

（2）大きな可能性を秘めた生物診断の世界

①N－NOSEを予防医学のプラットフォームに

◆検査データがバラバラで役に立たない現状

日本人は検査好きだと言われています。それを如実に表しているのが、日本国内にあるCTとMRIの台数で、人口10万人あたりのCT台数は、経済協力開発機構（OECD）加盟国平均の4・1倍、MRIは3・3倍もあるそうです。

「先生、CTは撮らないんですか？」と、画像検査を医師に要求する患者もいると聞きます。自分から要求しなくても、私たちは、職場や自治体の健康診断やがん検診、人間ドック、具合が悪くなってかかったクリニックや病院での検査と、さまざまな検査を受けます。当然、そのたびにデータが蓄積していきますが、各医療機関がバラバラにデータを保管しているため、それを生かすことができません。

せっかくお金と時間をかけて、苦しい思いをしたり、時には医療被曝というリスクまでおかして得たデータですから、利用しないのはもったいない。それらのデータを今後の医療に生かしたいと思うのは、私だけでしょうか？

過去の検査データを集約して解析すれば、発症する確率の高い病気を予測して予防措置を講じたり、治療の際に役立てたりすることができるのではないでしょうか。

最も多くの人の命を救えるのは、名医が奇跡的手術を成功させることではなく、病気になる前にそれを防ぐ予防であると言われています。それには、データを一元管理して、人間をまるごと常時診る仕組みが必要です。

たとえばイギリスの「家庭医制度」は、国民全員が必ず自分の家庭医を持ち、何かあったときはまず家庭医に相談します。専門医の診療が必要な場合は、家庭医が病院を紹介し、専門医の所見は家庭医にもフィードバックされます。

このような仕組みがあれば、個人の検査データを一元管理することも可能でしょう。

日本でも厚労省が、イギリスの家庭医制度のような「かかりつけ医」を普及させようとしています。主な目的は診療所と病院の棲み分けを図り、混雑緩和や医療費削減につなげることですが、かかりつけ医の制度化には日本医師会が消極的ですし、自由に医療機関を選ぶことに慣れた私たち自身にも抵抗感があります。したがって、この仕組みで個人の検査データを集約することは、難しいかもしれません。

◆データを大事に扱い、将来に役立てる

では、検査データを予防医療や治療に生かすことはできないのでしょうか？

もしかしたら、それを可能にするのがN‐NOSEかもしれないと、私は考えています。

過去の検査データを生かすことができないのは、データを1か所に集約できないからです。

職場の検診時はA病院とB検査センター、人間ドックではC病院とD検査センター、腹痛でかかったのはEクリニックとF検査センターというように、その時々で医療機関も異なれば検査機関も異なる上に、現状ではそれらに横のつながりもないのです。

そのため、たとえば転院することになった、セカンドオピニオンがほしいというような場合、検査データを出してもらうには、患者自らが各医療機関に申し出なければなりません。複数の病院のデータが必要であれば、複数の病院に申し出なければならず、とても面倒です。

しかしＮ－ＮＯＳＥは、検査機関がただ１つ、私たちだけです。そして、将来的にはがん年齢の全国６０００万人が、毎年受診するようになるはずです。

このように、国民全員が１つの検査を、１つの検査機関で受診するような検査はこれまで存在しませんでした。Ｎ－ＮＯＳＥは初のプラットフォーム型検査です。Ｎ－ＮＯＳＥをプラットフォームにして、ほかの医療機関にある検査データを集約すれば、バラバラで活用できないという問題を解決できるかもしれません。

そうなれば、必要なときに必要なデータを必要な医療機関に出すことができますし、いずれはその人が発症する病気をあらかじめ予測し、予防措置を講じることもできるようになるでしょう。治療方法も、よりオーダーメイドに近いものになるはずです。

さらに、個人のデータとしてではなく、データ全体をビッグデータとして解析すれば、医療の進歩にもつながります。がんを発症する前にはこの検査項目がこのような数値を示すとか、この項目がこういうカーブを描いたら1年以内にがんを発症する可能性が高い、といったことがわかるようになるかもしれないのです。

もちろん、検査データは個人情報ですから、扱いには最大限の慎重さと、厳重な上にも厳重なセキュリティ管理が必要です。議論を尽くすことも必要ですし、仕組みの構築には膨大なエネルギーと費用も必要でしょう。正直なところ一企業としては、こんなことはしない方が安全で、リスクを負わずに済みます。

しかし、貴重なデータをこのまま無駄にしてしまうのは、とてももったいないのではないでしょうか。

がんのリスクを減らし、健康を保つには、過去の検査データに基づいた予防医療が、大きな役割を果たすはずです。そのためにデータを役立てる方法を考えることもまた、重要だと思います。

②「生物診断」の可能性と、日本生物診断研究会

◆がん以外にも、病気には特有の匂いがある

N－NOSEでは、線虫ががんの匂いを嗅ぎ分けます。要するに、がんには特有の匂いがあるのですが、じつはがんだけでなく、病気にはそれぞれ特有の匂いがあると言われています。

一般にもよく知られているのは、糖尿病になると尿が甘い匂いになることでしょう。尿に糖が出るのですから、糖の量が多ければ、人の嗅覚でも感じられるほど甘い匂いがするのです。

そのほかにも、胃腸が悪いと酸っぱい匂いや卵の腐ったような匂いがする、肝臓が悪いとドブのような匂いがする、腎臓が悪いとアンモニアの匂いがする、などの現象が知られてい

ます。

また、アルツハイマー病やパーキンソン病、うつ病などにも匂いがあるそうです。なぜ病気に特有の匂いがあるかといえば、代謝が変わるなどして、健常時とは異なる物質が体内で作られたり、作られなくなったりするためだと考えられます。

人がその匂いに気づくのは、かなり病気が進行してからですが、がんの匂いと同様に、ある病気の匂いを線虫が嗅げれば、その病気の有無をかなり早期に判定できるはずです。たとえば、うつ病やアルツハイマー病などは、初期には周囲も本人も気づきにくい病気ですから、線虫で判定できるようになれば、早期発見・早期治療が進む可能性があります。

今のところ、N－NOSEは他の病気の影響を受けない結果となっていることから、別の病気を線虫が検知するためには、尿の条件を変える、血液、唾液など別のサンプルを用いる、その病気を嗅ぎ分けるのが得意な線虫を作り出すなどの改良が考えられます。


あるいは、線虫以外の生物を用いてもいいでしょう。線虫が嗅ぎ分けられない匂いを嗅ぎ分けられる生物がいる可能性もあると、私は考えています。

さらに言えば、匂いでなくてもいいのです。生物には嗅覚だけでなく、味覚や視覚などの五感がありますし、それらが非常に優れている生物も存在します。機械を上回るほどの能力を持っている生物は、この世にたくさんいるのです。

さまざまな病気を、さまざまな生物が検査し、超早期発見する。そんな未来は、今より希望に満ちあふれていると思いませんか？

◆「日本生物診断研究会」を設立

生物の能力には大きな可能性があり、線虫がん検査はその一端に過ぎません。言い換えれば、線虫がん検査が可能になったことで、生物の持つ潜在的な能力と大きな可能性に目が向けられるようになったのです。

そこで私は、生物の能力を今後医療の世界で実際に役立てていくために、さらなるエビデンスの構築や学術的な議論を行なう場が必要だと考えるようになりました。

そしてこの考えに賛同してくださった第一線で活躍されている医師の先生方と、２０１８年10月に「日本生物診断研究会」を設立しました。いずれは日本生物診断学会に発展させることを目指しています。

研究会に医学界の重鎮の先生方が複数参加したことで、医学界における生物診断の信用度は飛躍的に高まったはずです。

N－NOSEに確かな根拠があることは、臨床試験の結果を見てもらえばわかりますが、これまで診断といえば機械を使うのが当然だったために、「線虫と言われても……」と、思われる医療者もいるでしょう。

しかし、そのような人たちも「あの先生方が参加しているなら」と思うきっかけになったと思います。

また、これまで研究者がバラバラに進めてきた生物研究を、「生物診断」という目的のもとに集めることも可能になりました。

世界にはすごい能力を持つ生物がたくさんいますし、「こんな生物を研究しているのか！」とか、「こんなことを研究しているのか！」と驚くような特異な分野の研究者もいます。そのような研究者たちが同じ目的のために集まれば、思いもつかないような発見があり、可能性が大きく広がるのではないでしょうか。

これまでは、自分が研究している生物の能力を、人のために応用しようという発想自体がなかったかもしれませんが（世界中に線虫研究者がいるのに、その嗅覚を診断に利用しようと考えたのが私だけだった、という事実からもそれはわかります）、今後は、当研究会ができたことで状況が変わると予感しています。

基礎研究一本槍だった人が、応用研究に目を向ける。生物の種を超えて、研究の横のつながりができる。自分の研究成果と他者の研究成果を融合させる。

そのようなことが頻繁に起こってくるでしょう。

私は、世界中からいろいろな生物の研究者が集まってきて、当研究会が生物研究の一大拠点になることを願っています。そして、研究会が学会になり、いずれは大学を設立するまでになることを夢見ています。

研究者がのびのびと研究できる場、若者が研究に夢を託せる場を作りたい。

それが、N－NOSEの先にある私の夢です。

③がん社会克服のカギは「若者」にあり

◆小児がんプロジェクト

がんのなりやすさは、年齢の4乗に比例すると言われています。つまり、高齢になればなるほど、発症しやすい病気です。

しかし、子どもががんにならないかというと、そうではありません。みなさんも小児がんがあることはご存知でしょう。小児がんは、15歳までの子どもがかかるさまざまながんの総称です。

小児がんは、成人のがんとはがん種の傾向が異なり、白血病が約40％、脳腫瘍が約20％を占めています。胃がんや肺がんはほとんど見られないようです。

我が国で小児がんと診断されるのは、年間2000〜2500人。成人と比べると絶対数は少ないですが、そのご家族の思いを想像すると胸が締めつけられます。私も子どもを持つ親として、全く他人事とは思えません。

小児がんは、以前は不治の病と言われていましたが、最近では治癒率が向上しています。成人のがんと比べて化学療法や放射線療法の効果が高く、治療法が改良されてきたことがその理由です。

しかし、小児がんには大きな問題があります。がんの発見が難しいことです。子どもが定期的に受けるがん検診のシステムがなく、症状が出てから発見されるケースがほとんどだからです。

いくら治療効果が高いとはいえ、早期に見つけられた方が、治癒率は向上しますし、また、できれば抗がん剤のような副作用をともなう治療は子どもに受けさせたくはありません。

一方、大人でも敬遠しがちな、痛みやリスクをともなうがん検査を、子どもが定期的に受けることも想像できません。

子どもでも容易に受けられるがん検査……それは尿検査です。尿であれば、子どもでもノーリスクですし、学校などで集めて検査することもできるはずです。

N－NOSEにおいては、まだ小児がんの臨床データが少ないことから、急ピッチで解析を進めるべく、病院との共同研究を進めているところです。

また、小児がんの子どもと家族を支援するための、「一般社団法人 エンパワー・チルドレン」を設立しました。N－NOSEによる収益の一部を支援金とするだけでなく、賛同してくれる方々や企業の協力を得て、より大きな動きにしたいと考えています。

◆きっかけは「出会い」、原動力は人の思い

小児がんに苦しむ子どもたちを、N－NOSEで救いたい。私がそう考えるようになったきっかけは、人との出会いにあります。エイベックスの保屋松靖人さんです。

保屋松さんは5年前、息子さんが小児がんになるという経験をされています。珍しいがん種のため、日本には最先端の治療法がなく、渡米すると何億円もの治療費がかかる……親として何ができるのだろうかという、難しい状況に追い込まれたと聞きます。

また病室では、小児がんの治療に苦しむ子どもたちを何人も見たそうです。元々、エンターテインメントの世界にいた保屋松さんが、小児がんの悲惨な現場を家族という立場で経験し、決断したのが、「これからはエンターテインメントの力を、苦しむ人々を救うことに使

いたい」ということでした。

エンターテインメントの持つ前向きなパワーは、がん患者の希望やエネルギーになります。実際に、好きなアーティストに会いたい、元気になってコンサートに行きたいという未来の目標ができたとたん、これまでは辛くて耐えられなかったがん治療に前向きに取り組み始めたお子さんがいるそうです。

また、どうして息子のがんを見つけられなかったのだろうと自責の念を持ち続けた保屋松さんは、子どもでも受けられるがん検査を探しました。その最中に私たちは出会い、N－NOSEこそが解決法だと意気投合したのです。

どんなに素晴らしい事業や技術であっても、それだけで物事が前に進むわけではありません。実際にそれを動かすのは人であり、人の熱い思いこそが原動力です。保屋松さんの熱い思いから始まったこのプロジェクトが、小児がんの世界を変えることを期待しています。

◆がん検診の受診率を上げる秘策

エイベックスの保屋松さんとの共同プロジェクトを進めるうちに、「こうすれば、日本のがん治療における最大の課題の解決につながるのではないか」という発想が出てきました。

私が最大の課題だと考えているのは、日本人のがん検診受診率の低さです。厚労省や各種団体が啓発活動を行なっているにもかかわらず、受診率は長年横ばいで、上がる気配がありません。それはなぜでしょうか？

要因の一つは、革新的ながん検査技術がなかったことにあると思います。従来型のがん検査のデメリットに気付いた人々は、いくら啓発活動を行なっても、「がん検査に行こう」とはならないでしょう。がん検査が変わらない限り、啓発活動の効果は限定的にならざるを得ません。それを打破する可能性を秘めているのが、N－NOSEです。

では、良い技術を作ったら、即、受診率が向上するかというと、そうではないと私は考えています。技術は人々に認知されて初めて使ってもらえるものだからです。

科学者は、技術を開発することは得意なのですが、そのプロモーションが大事という考えには至らないことが多く、結果としてお蔵入りになってしまった良い技術が、たくさんあります。

その失敗を社会のせいにする科学者も多くいます。しかし私はそうは思いません。

正しい情報を伝えること、技術を世の中の人たちに知ってもらうこと、そのような活動も科学者の使命であり、これからは科学者自身も変わらなければいけないと、私は以前から考えてきました。

ですから、N－NOSEを人々に知ってもらわなければいけません。やはり啓発活動も重要なのです。

では、従来と同じやり方の啓発活動をすれば良いでしょうか？

それも違うと思います。長年、低いままの受診率を向上させるには、人々の行動様式そのものを変えるような試みが必要なはずです。

私が考えるキーワードは、「若者」と「能動性」です。

日本人は、がんに対する知識を教えられることがないまま、大人になります。何歳になったらがん検査を受けるべきなのか、それを知らない人も多いでしょう。

特に女性は、若いうちからがん検査を受けた方がよいはずです。しかし、たとえば、ピンクリボン運動（乳がんの正しい知識を広め、検診の早期受診を推進する）を見ても、活動そのものは認知されてきましたが、乳がん検診の受診率はあまり変わっていないようです。

若いうち、できれば子どものうちから、「がん検査が必要だ」と自ら考えて、能動的に受けに行く。その習慣が身について初めて、国全体の受診率が上がるのではないでしょうか。

では、若者にリーチするには、どうしたらいいでしょうか？

私はエイベックス主催の夏フェスでうちわを振りながら、「これだ！」と確信しました。啓発・プロモーション活動は、N－NOSEの実用化とともに、本格化する予定です。ぜひご期待ください。

④夢は大きく、研究はセンスよく

◆「おもしろい！」と思ったことをパッとつかむ

私は、研究者として20年あまりを過ごしたあと、ベンチャー企業の経営者になりました。研究者は経営に向かないと言われる中、あえて〝向かない〟仕事に就いたのですが、一連の経緯の中で見えてきたことがあります。

最後にそれを、これから研究者として、あるいは起業家として歩み始める若い人たちに伝えておきたいと思います。

一般的には、研究者とベンチャー経営者は、まったく別物と捉えられています。だからこそ、研究者は経営に向かないと言われるのです。

しかし私は、常識や王道にとらわれず、おもしろいと思ったらパッとつかむことが大事だという意味では、研究者もベンチャー経営者も変わらないと思っています。

チャンスは、おそらく万人に均等に降ってきます。ただ、それを「おもしろい」と思ってつかめるかどうかが人によって違い、それがセンスです。

大学にいた頃、私が学生にしばしば言ったのは「研究はセンスよく」ということでした。

ともすれば研究者は、王道の研究にとらわれてしまいがちです。王道は王道であるというだけで魅力がありますし、安全でもあるからです。

しかし、みんながやることをやっているだけでは、ポンと大きく跳ぶことはできません。

このことはビジネスでも同様でしょう。

私が線虫の研究を始めたとき、ほかの学生は全員、王道である酵母の研究に進みました。

「線虫という生物がいる」という情報は全員に均等に与えられましたが、それをつかんだのは私だけだったのです。

さらに研究では、「どのような結果になればおもしろいか」を考えてテーマを決めることも重要です。ビジネスでは、結果を考えて事業計画を立てるのは当たり前です。ところが研究では、結果を考えずに興味のあることだけを追いかけてしまったり、大御所のあとをついて行ってしまったりするケースが多々あるのです。しかしそれでは、おもしろい研究はできません。

私は、論文の数は誇れるほどではありませんが、書いた論文の多くが『ネイチャー』や『サイエンス』といった著名な学術誌やその姉妹誌に掲載されました。それは「こういう結果が出たらみんな驚くだろう」とか、「こういうことができたら、すごくインパクトがあって高く評価されるだろう」「この結果にこういう結果が付け加わったらおもしろいストーリーになるだろう」といったことを、常に考えて研究を進めていたからです。

今思えばそれは、結果を考えて戦略、計画を立てるということであり、ビジネスの基本と同じだったのです。

◆常識にとらわれない

研究でも経営でも、大事なことは何かと聞かれたら、「常識にとらわれないこと」だと私は答えます。当社の社是は「常識の先を行く」です。「常識にとらわれるな」とはよく言われることであり、平凡な言葉のようですが、これを実行するのはとても難しいことです。

たとえば、研究をするには研究費が必要ですが、それをどう捻出するかというとき。

常識的には、文部科学省の外郭団体である日本学術振興会などに申請して、研究費をもらいます。申請書を書いて審査を受け、落ちたらまた書くの繰り返しで、審査が通っても研究費をもらえるのは半年後、１年後です。これではいつまでたっても研究が進みません。

会社を設立した時点で私が遭遇した問題が、まさにこれでした。企業価値を高めてから資金調達をするために、先に研究を進めようと考えたのですが、研究するには資金が必要だというジレンマです。

申請書を書いて国から研究費をもらえば、代わりに株を差し出す必要はありませんから、リスクはありません。しかし、お金が入るまでに時間がかかり、入る金額も大きくはありません。

それならば、先に資金を得てから研究するという常識を捨て、国から研究費をもらうという常識も捨て、リスクを負ってギリギリまで行くと決めました。そして得たのが、創業2年目の第三者割当増資による14億円です。ベンチャーキャピタルに頼って先に資金を入れていても、国の研究費をもらうことに時間を割いていても、ここに到達することはなかったでしょう。

さらに、ベンチャー企業は基礎研究をしないという〝常識〟もありますが、私はそうは考えていません。もちろん、今ある技術を応用して売り、利益を上げることも重要な仕事です。しかし、得た利益で次世代技術につながる研究開発、すなわち基礎研究をすることもまた、重要な仕事だと考えています。

したがって当社には、企業規模からすれば常識では考えられないほど多くの研究者がいます。

◆リスクの大きさと成功の大きさは比例する

常識にとらわれないとは、言い換えれば、王道を捨ててリスクを取るということです。「こうしたい」と思うことがあったら、そのことが常識から外れていてもあきらめずに、どうすれば実現できるかを考える。そして自分に自信を持ち、リスクを負う覚悟を持つことが大事です。

日本人はリスクを怖がる民族であるとよく言われています。私もビジネスの世界に生きるようになって、それを痛感することが多くなりました。

ベンチャー企業が担う新規事業には、リスクがあって当然で、その分、成功したらベネフィットが桁違いに大きくなります。しかし、提携を持ちかけてくる大企業の中には、新規事業ですらリスクをゼロにしないと気が済まないところが多くあります。これまでに染みついた固定観念があるのでしょう。

しかし、リスクがゼロのビジネスで、大きな利益が出ることはまずありません。

私はいろいろな人に、「よく勇気をもって大学教員を辞めましたね」と言われます。私は任期の限られていない教員だったため、そのまま勤めていたら安定した人生を送ることができたでしょう。

それなのに大学教員を辞めて社長業一本にしたのは、両立が物理的に厳しかったということもありますが、誰かがリスクを背負って前に進まないと、成功しないと信じていたからでもあります。

最近、スーパーサイエンスハイスクール指定校の中学生向けの講演会で「リスクの大きさと成功の大きさは比例する」と話したのですが、講演後のアンケートに「（その言葉に）最も共感した」と書いてくれた生徒が多くいました。そのような若い人たちが活躍する日本社会の未来は明るいと思います。

ちなみに、「大学教員を辞めることを、奥さんがよく許してくれましたね」という質問もたびたび受けます。その点に関しては……、非常に怖かったです。言い出すまでに、何度かためらったほどです。

しかし、思い切って言ってみたところ、「大学教員よりも社長をしているときの方が顔が輝いているし、仕事にやりがいを感じているようだから、いいと思うよ」と、あっさり許してくれたのでした。

◆可能な限り大きな夢を抱くこと

「常識にとらわれない」「リスクの大きさと成功の大きさは比例する」ともう一つ、私が若い人たちによく言う言葉があります。「夢は大きく持つ」です。自分が持った夢よりも大きな夢がかなうことは、おそらくないからです。あり得ないと言われようが、変わり者と言われようが、夢は大きい方がいい。

社員四十数名の小さな会社の経営者が、「世界中の人たちが、自分たちの技術を使う日がくる」「この技術が何億もの人命を救う」「世界を変える！」などと言うこと自体、他人が聞いたらおかしいほど大きな夢かもしれません。

しかし、私には夢をかなえる自信がありますし、夢は必ずかなうと信じています。

あとがき

「先生、今すぐＮ‐ＮＯＳＥを受けさせてください」

「Ｎ‐ＮＯＳＥはいつになったら受けることができるんでしょうか？」

「私は一度がんを患っていて、再発が怖いんです。Ｎ‐ＮＯＳＥで調べることはできないでしょうか？」

「高齢の母ががんの疑いがあると言われて、体に負担の大きい精密検査をするように言われています。それを受けさせるのは可哀想です。尿でできるＮ‐ＮＯＳＥを受けられないでしょうか？」

これらは、２０１５年３月に線虫がん検査の報道があったときに、私のもとに届いた問い合わせのほんの一部です。中には泣きながら電話をかけてくる人もいました。

「私は小さい子どもを抱えた母です。先日がんの疑いがあると言われました。でも精度の低い検査で本当かどうかわかりません。N－NOSEで調べてもらえないでしょうか？　私は幼い子を残して死ぬわけにはいきません」

といった、読んでいる私が泣いてしまうような手紙もありました。私にも小さい子どもがいますし、その気持ちは痛いほどわかります。

大学の先生が、一般の方からの問い合わせを直接受けるものなの？　と思われたかもしれません。私も驚きました。大学の広報は人手不足のため、自身で対応するように言われてしまったのです。

初めは、研究の時間が取られてしまうし、なぜ大学が対応してくれないのだろうと思っていたのですが、すぐにその考えが変わりました。すべてのみなさんが、一生懸命に話してくださり、真剣にがんで悩んでいることが伝わってきたからです。

さらに、そんな大きな悩みを抱えている中でも、「まだ実用化していないために検査を受けていただくことができないんです」という私の答えに対し、多くの方が「先生、一刻も早く実用化されることを楽しみにしています。がんばってください」と励ましの言葉をかけてくださいました。

このような真摯《しんし》な生の声を聞いて、「科学者として、発明者として、自分に何ができるだろうか?」と真剣に考えました。これまで基礎研究者として決して出会うことのなかった悩みに直面した瞬間でした。当初は、実用化は誰かがするだろうといい加減に考えていた私が、リスクを背負ってでも実用化にタッチすると決断したのは、このような声に後押しされたからです。

N―NOSEを心待ちにしてくれている人がいる。研究開発する上でも、事業化を進める上でも、これほど勇気づけられることはありません。実用化目標は2020年。一刻も早く、みなさんのもとにN―NOSEを届けることができるよう、邁進していきます。


今回、執筆の機会をいただき、N―NOSEや線虫の紹介だけでなく、次世代を担う若者たちに何かメッセージを送りたいと考えました。

しかし、みなさんにメッセージを送る以上、その前に、自分自身がどういう人間なのかを改めて理解しなくてはいけませんが、どうにも自身を表す的確な言葉が思いつきません。これまでの人生がそうであったように、まだ自分自身を枠にはめたくない、まだ可能性を感じていたいというと、少し格好つけすぎでしょうか。

大学の研究者だった頃は、一芸タイプの人間と思われていたかもしれません。経営者になってからは、不思議とマルチなタイプだと言われることが多いです。自分自身、40歳を過ぎて新たな世界に飛び込むことで、新しい自分に気が付いたのは確かです。家族に言わせると、私は超のつくポジティブシンキング人間、かつ鋼《はがね》のメンタルだそうです。ただし、他人には真似《まね》できない唯一無二のレベルだそうで、周りの人には役に立たないから教えないようにと言われています。酷《ひど》い言われようです。

そんなわけで、これからも自分探しの旅は続きそうですが、一つはっきりとわかっていることがあるとすれば、理学部の教員が大学を辞めて社長になる、このキャリアは非常に珍しいということでしょう。ですから、この珍しい経験から得た考えを周りに伝えることは、少しは意味があるのではないかと考えています。私の言葉を聞いて、オリジナルな人生を送りたい、リスクを負ってでも挑戦したいという若者が現れてくれたら、それは最高の喜びです。

本書にも書きましたが、日本社会が停滞するにつれ、人々の考えが、より一層、リスクを冒さない方向へと向かっていると感じます。しかし、リスクゼロは、成功もゼロであることを意味します。良くて現状維持です。さらにいうと、リスクを覚悟して前に進めたとしても、中には失敗することもありますし、また現状維持ということも多いのです。であれば、最初から現状維持を目指していたら、かなりの確率で下降線をたどるに違いありません。

Ｎ－ＮＯＳＥも、もし私が今も変わらず大学教員で会社を作っていなかったら、今頃、忘れ去られた技術となっていたことでしょう。

ただし、Ｎ－ＮＯＳＥの実用化を目指し、私が一人でリスクを背負ったかというと、それは間違いです。３年前の当社の設立時、創業メンバーとして集まったのは、私を含めて３人。創業メンバーのみなさんは、私なんかとは比べ物にならないハイレベルのキャリアと地位を持っていましたが、それらをすべてなげうち、退路を断って駆けつけてくれました。

さらに彼らが素晴らしかったのは、自身の金儲けの話は一切せず、この技術を世の中に広める手伝いがしたいという一心だけだったことです。初めて、自身の理念を共有できる人に出会えた瞬間です。

それまで私一人で抱えていて広がることのなかった理念は、複数人で共有できたことで、一気に周囲を巻き込む渦となり、協力したいと言ってくれる企業、自治体、医師、社員……と、ダイナミックな動きとなっていきました。私や当社が今あるのも、こうして協力してくれるみなさんのおかげであり、感謝の気持ちを決して忘れません。

本書の刊行にあたり、お世話になった光文社の草薙麻友子さん、森坂瞬さん、そして佐々木とく子さんに感謝いたします。N－NOSEの実用化に多大なご支援、ご協力をいただいているすべてのみなさま、特に私と当社を温かい心をもって支えてくださる大和酸素工業株式会社の一色あをゐ様、貴志様に感謝を申し上げます。

【参考論文（英文）】

・A Highly Accurate Inclusive Cancer Screening Test Using *Caenorhabditis elegans* Scent Detection.
Hirotsu T., Sonoda H., Uozumi T., Shinden Y., Mimori K., Maehara Y., Ueda N., Hamakawa M.
PLOS ONE, 10(3), e0118699 (2015)

・Screening of Odor-Receptor Pairs in *Caenorhabditis elegans* Reveals Different Receptors for High and Low Odor Concentrations.
Taniguchi G., Uozumi T., Kiriyama K., Kamizaki T., Hirotsu T.
Science Signaling, 7 (323), ra39 (2014)

・Temporally-regulated quick activation and inactivation of Ras is important for olfactory behaviour.
Uozumi T., Hirotsu T., Yoshida K., Yamada R., Suzuki A., Taniguchi G., Iino Y. and Ishihara T.
(Nature) Scientific Reports, 2, 500 (2012)

・Odour concentration-dependent olfactory preference change in *C. elegans*.

Yoshida K., Hirotsu T., Tagawa T., Oda S., Wakabayashi T., Iino Y. and Ishihara T.
Nature Communications, 3, 739 (2012)

・Olfactory Plasticity Is Regulated by Pheromonal Signaling in *Caenorhabditis elegans.*
Yamada K., Hirotsu T., Matsuki M., Butcher RA., Tomioka M., Ishihara T., Clardy J., Kunitomo H. and Iino Y.
Science, 329, 1647–1650 (2010)

・A trophic role for Wnt-Ror kinase signaling during developmental pruning in *Caenorhabditis elegans.*
Hayashi Y., Hirotsu T., Iwata R., Kage-Nakadai E., Kunitomo H., Ishihara T., Iino Y. and Kubo T.
Nature Neuroscience, 12, 981–987 (2009)

・Neural circuit-dependent odor adaptation in *C. elegans* is regulated by the Ras-MAPK pathway.
Hirotsu T. and Iino Y.
Genes to Cells, 10, 517–530 (2005)

・The Ras-MAPK pathway is important for olfaction in *Caenorhabditis elegans.*
Hirotsu T., Saeki S., Yamamoto M. and Iino Y.
Nature, 404, 289–293 (2000)

【参考資料など】

厚生労働省「平成29年（２０１７）人口動態統計（確定数）」
厚生労働省「全国がん罹患数　２０１６年速報」
国立がん研究センター　がん情報サービス「がん登録・統計」
国立がん研究センター　がん情報サービス「最新がん統計」
国立がん研究センター　がん情報サービス「がん検診受診率」
全国がんセンター協議会「部位別臨床病期別５年相対生存率」
日本医師会「知っておきたいがん検診」
日本医師会「諸外国のがん検診データ」
内閣府「がん対策に関する世論調査」の概要
国際がん研究機関（ＩＡＲＣ）「世界がんレポート」
財務省　予算執行調査資料　総括調査票「高額医療機器の配置状況等」（２０１８年10月）
『知りたい！サイエンス　興奮する匂い、食欲をそそる匂い――遺伝子が解き明かす匂いの最前線』
　新村芳人著、技術評論社（２０１２年）
『ニオイをかげば病気がわかる』外崎肇一著、講談社＋α新書（２００９年）
『一度太るとなぜ痩せにくい？――食欲と肥満の科学』新谷隆史著、光文社新書（２０１８年）

広津崇亮（ひろつたかあき）
1972年山口県生まれ。株式会社HIROTSUバイオサイエンス代表取締役。私立東大寺学園高校卒業。'97年東京大学大学院理学系研究科修士課程修了。同年サントリー株式会社に入社。翌年退社し、東京大学大学院博士課程に入学。線虫の嗅覚に関する研究を開始。2000年3月、線虫の匂いに対する嗜好性を解析した論文が英科学誌『ネイチャー』に掲載。'01年東京大学大学院理学系研究科博士課程修了。博士（理学）。日本学術振興会特別研究員、京都大学大学院生命科学研究科研究員、九州大学大学院理学研究院助教などを経て、'16年より現職。'18年よりオーストラリアのクイーンズランド工科大学招聘准教授。井上研究奨励賞、中山賞奨励賞、ナイスステップな研究者（文部科学省）などの受賞歴がある。

がん検診《けんしん》は、線虫《せんちゅう》のしごと
精度《せいど》は9割《わり》「生物診断《せいぶつしんだん》」が命《いのち》を救《すく》う

2019年8月30日初版1刷発行

著　者 ── 広津崇亮
発行者 ── 田邉浩司
装　幀 ── アラン・チャン
印刷所 ── 萩原印刷
製本所 ── ナショナル製本
発行所 ── 株式会社光文社
東京都文京区音羽1-16-6（〒112-8011）
https://www.kobunsha.com/
電　話 ── 編集部03(5395)8289 書籍販売部03(5395)8116
業務部03(5395)8125
メール ── sinsyo@kobunsha.com

 ISBN 978-4-334-04429-9

光文社新書

1019
なぜ女はメルカリに、男はヤフオクに惹かれるのか?
アマゾンに勝つ! 日本企業のすごいマーケティング
田中道昭　牛窪恵

日本企業は、なぜマーケティングでアマゾンに対抗することができるのか? アマゾン分析の第一人者と、トレンド研究の第一人者が、マーケティングの秘策を徹底解説する一冊。

978-4-334-04427-5

1020
日常世界を哲学する
存在論からのアプローチ
倉田剛

「空気」って何? 「ムーミン谷」はどこ? 「パワハラ」の在り方とは? 安倍内閣の「信念」って!? 当たり前を疑えば日常風景が変わる。「在《あ》る」をとことん考える哲学の最前線へ!

978-4-334-04428-2

1021
がん検診は、線虫のしごと
精度は9割「生物診断」が命を救う
広津崇亮

尿一滴で線虫が早期がんを高精度に検知する! 驚異の検査法「N-NOSE」はがん医療をどう変えるか。産みの親である研究者が、自身の歩みやがん検診・治療の今後を伝える。

978-4-334-04429-9

1022
不登校からメジャーへ
イチローを超えかけた男
喜瀬雅則

日大藤沢高校→不登校・引きこもり・留年・高校中退→渡米→新宿山吹高校(定時制)→法政大学→渡米――異色のベースボールプレーヤーのチャレンジし続ける生き様を活写!

978-4-334-04430-5

1023
掘り起こせ! 中小企業の「稼ぐ力」
地域再生は「儲かる会社」作りから
小出宗昭

年間相談数4千超の富士市の企業支援拠点・エフビズ。そのモデルは今や全国に広がる普遍的方策だ。真の「強み」を見つけ、儲けに変えるノウハウを直伝。藻谷浩介氏との対談つき。

978-4-334-04423-7